Harshitha Alva
Snehal Chowgula
Prathamesh R. Gaonkar

# Distúrbios da articulação temporomandibular

Harshitha Alva
Snehal Chowgula
Prathamesh R. Gaonkar

# Distúrbios da articulação temporomandibular

## Etiologia, sinais, diagnóstico e manejo

ScienciaScripts

**Imprint**
Any brand names and product names mentioned in this book are subject to trademark, brand or patent protection and are trademarks or registered trademarks of their respective holders. The use of brand names, product names, common names, trade names, product descriptions etc. even without a particular marking in this work is in no way to be construed to mean that such names may be regarded as unrestricted in respect of trademark and brand protection legislation and could thus be used by anyone.

Cover image: www.ingimage.com

This book is a translation from the original published under ISBN 978-620-8-42115-1.

Publisher:
Sciencia Scripts
is a trademark of
Dodo Books Indian Ocean Ltd. and OmniScriptum S.R.L publishing group

120 High Road, East Finchley, London, N2 9ED, United Kingdom
Str. Armeneasca 28/1, office 1, Chisinau MD-2012, Republic of Moldova, Europe
Managing Directors: Ieva Konstantinova, Victoria Ursu
info@omniscriptum.com

Printed at: see last page
**ISBN: 978-620-8-60158-4**

Índice

# CAPÍTULO 1 : ANATOMIA FUNCIONAL

O sistema mastigatório é extremamente complexo. É constituído principalmente por ossos, músculos, ligamentos e dentes. O movimento é regulado por um intrincado sistema de controlo neurológico composto pelo cérebro, tronco cerebral e sistema nervoso periférico. Cada movimento é coordenado para maximizar a função, minimizando os danos a qualquer estrutura. O movimento preciso da mandíbula pela musculatura é necessário para mover os dentes eficientemente uns sobre os outros durante a função.

A mecânica e a fisiologia deste movimento são fundamentais para o estudo da função mastigatória.

Neste capítulo são abordados os seguintes componentes anatómicos: a dentição e as suas estruturas de suporte, os componentes esqueléticos, as articulações temporomandibulares, os ligamentos e os músculos. Após a descrição das caraterísticas anatómicas, é apresentada a biomecânica da articulação temporomandibular[1].

## Dentição e estruturas de suporte

A dentição humana é composta por 32 dentes permanentes. Cada dente pode ser dividido em duas partes básicas: a coroa, que é visível acima do tecido gengival, e a raiz, que está submersa e rodeada pelo osso alveolar. A raiz está ligada ao osso alveolar por numerosas fibras de tecido conjuntivo que se estendem desde a superfície cementária da raiz até ao osso. A maioria destas fibras correm obliquamente do cemento numa direção cervical até ao osso. Estas fibras são conhecidas coletivamente como o ligamento periodontal. O ligamento periodontal não só fixa firmemente o dente ao seu alvéolo ósseo, como também ajuda a dissipar as forças aplicadas ao osso durante o contacto funcional dos dentes. Neste sentido, pode ser considerado como um amortecedor natural. O ligamento periodontal tem receptores especializados que fornecem informações sobre a pressão e a posição[1].

**Componentes do esqueleto**

Os componentes esqueléticos da cabeça humana são o crânio e a mandíbula. O crânio é composto por vários ossos ligados entre si por fissuras. Os principais componentes são o osso temporal, o osso frontal, o osso parietal, o osso esfenoidal, o osso occipital, o osso zigomático, o osso nasal e a maxila. A mandíbula é um osso separado, suspenso por baixo do crânio numa banda muscular. Os três principais componentes esqueléticos que constituem o sistema mastigatório são a maxila e a mandíbula, que suportam os dentes, e o osso temporal, que suporta a mandíbula na sua articulação com o crânio[1].

**A Maxila**

No desenvolvimento, existem dois ossos maxilares, que se fundem na sutura palatina mediana. Estes ossos constituem a maior parte do esqueleto facial superior. A borda da maxila se estende superiormente para formar o assoalho da cavidade nasal, bem como o assoalho de cada órbita. Inferiormente, os ossos maxilares formam o palato e as cristas alveolares, que suportam os dentes. Como os ossos maxilares estão intrinsecamente fundidos aos componentes ósseos circundantes do crânio, os dentes maxilares são considerados uma parte fixa do crânio e, portanto, constituem o componente estacionário do sistema mastigatório[1].

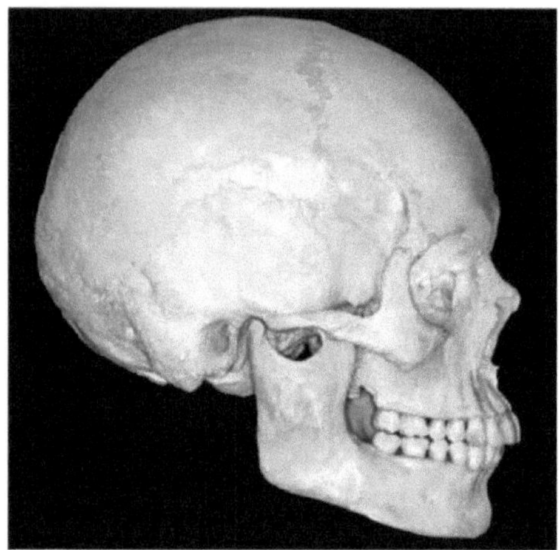

**A mandíbula**

A mandíbula é um osso em forma de U que suporta os dentes inferiores e constitui o esqueleto facial inferior. Não tem ligações ósseas ao crânio. Está suspensa abaixo da maxila por músculos, ligamentos e outros tecidos moles, que proporcionam a mobilidade necessária para funcionar com a maxila. O aspeto superior da mandíbula em forma de arco consiste no processo alveolar e nos dentes. O corpo da mandíbula se estende póstero-inferiormente para formar o ângulo mandibular e póstero-superiormente para formar o ramo ascendente. O ramo ascendente da mandíbula é formado por uma placa vertical de osso que se estende para cima como dois processos. O anterior é o processo coronoide. O posterior é o côndilo.

O côndilo é a porção da mandíbula que se articula com o crânio, em torno da qual ocorre o movimento. Do ponto de vista anterior, apresenta uma projeção medial e outra lateral, denominadas pólos. O pólo medial é geralmente mais proeminente que o lateral. A partir de cima, uma linha traçada através dos centros dos pólos do côndilo estende-se geralmente medialmente e posteriormente em direção à borda anterior do forame magno. O comprimento mediolateral total do côndilo situa-se entre 18 e 23 mm, e a largura anteroposterior situa-se entre 8 e 10 mm. A superfície articular real do côndilo estende-se tanto anterior quanto posteriormente ao aspeto mais superior do côndilo. A superfície de articulação posterior é maior do que a anterior. A superfície de articulação do côndilo é bastante convexa no sentido ântero-posterior e apenas ligeiramente convexa no sentido mediolateral[1].

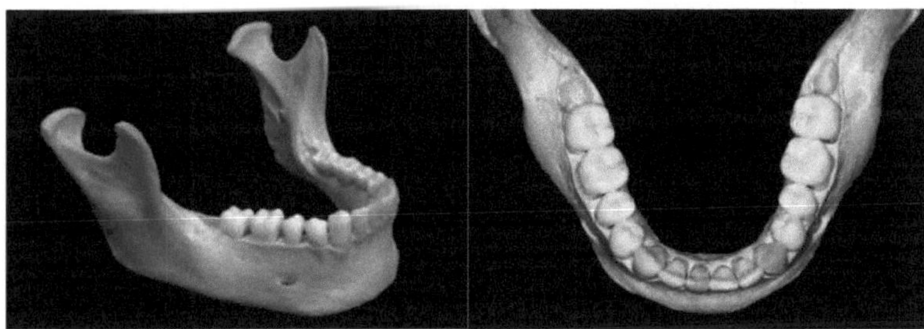

**O Osso Temporal:**

O côndilo mandibular articula-se na base do crânio com a porção escamosa do osso temporal. Esta porção do osso temporal é constituída por uma fossa mandibular côncava, na qual se situa o côndilo, e que também tem sido designada por fossa articular ou glenoide. Posteriormente à fossa mandibular encontra-se a fissura escamotímpano, que se estende mediolateralmente.

À medida que essa fissura se estende medialmente, ela se divide na fissura petrosa anteriormente e na fissura petrotimpânica posteriormente. Imediatamente anterior à fossa há uma proeminência óssea convexa chamada eminência articular. O grau de convexidade da eminência articular é altamente variável, mas importante, uma vez que a inclinação desta superfície dita o trajeto do côndilo quando a mandíbula é posicionada anteriormente. O teto posterior da fossa mandibular é bastante fino, indicando que essa área do osso temporal não foi projetada para sustentar forças pesadas. A eminência articular, no entanto, é constituída por osso espesso e denso e é mais suscetível de tolerar tais forças.

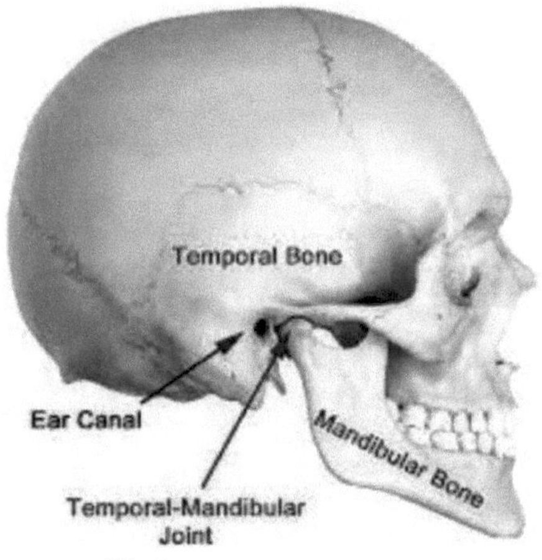


**Articulação temporomandibular**

A área onde a mandíbula se articula com o osso temporal do crânio é designada por articulação temporomandibular (ATM). A ATM é certamente uma das articulações mais complexas do corpo. Permite o movimento de articulação num plano e, por isso, pode ser considerada uma articulação ginglymoide. No entanto, ao mesmo tempo, também permite movimentos de deslizamento, o que a classifica como uma articulação artrodial. Assim, tem sido tecnicamente considerada uma articulação ginglymoarthrodial[1].

A ATM é formada pelo encaixe do côndilo mandibular na fossa mandibular do osso temporal. O disco articular separa estes dois ossos da articulação direta.

O disco articular é composto por tecido conjuntivo fibroso denso, na sua maior parte desprovido de quaisquer vasos sanguíneos ou fibras nervosas. No plano sagital, pode ser dividido em três regiões, de acordo com a sua espessura. A zona central é a mais fina e é designada por zona intermédia. O disco torna-se consideravelmente mais espesso tanto anterior como posterior à zona intermédia. O bordo posterior é geralmente ligeiramente mais espesso do que o bordo anterior. Na articulação normal, a superfície articular do côndilo está localizada na zona intermédia do disco, delimitada pelas regiões anterior e posterior mais espessas. O disco articular está ligado posteriormente a uma região de tecido conjuntivo frouxo que é altamente vascularizado e inervado. Este tecido é conhecido como tecido retrodiscal ou fixação posterior.

A fixação superior é na margem anterior da superfície articular do osso temporal. A fixação inferior é na margem anterior da superfície articular do côndilo. Anteriormente, entre as fixações do ligamento capsular, o disco também está ligado por fibras tendinosas ao músculo pterigoide lateral superior.

O disco articular está ligado ao ligamento capsular não só anterior e posteriormente, mas também medial e lateralmente. Este facto divide a articulação em duas cavidades distintas. A cavidade superior é delimitada pela fossa mandibular e pela superfície superior do disco

O disco articular está ligado ao ligamento capsular não só anterior e posteriormente, mas também medial e lateralmente. Este facto divide a articulação em duas cavidades distintas. A cavidade superior é delimitada pela fossa mandibular e pela superfície superior do disco. A cavidade inferior é delimitada pelo côndilo mandibular e pela superfície inferior do disco. As superfícies internas das cavidades estão rodeadas por células endoteliais especializadas que formam um revestimento sinovial. Este revestimento, juntamente com uma franja sinovial especializada localizada na borda anterior dos tecidos retrodiscais, produz o líquido sinovial, que preenche ambas as cavidades articulares. Assim, a ATM é referida como uma articulação sinovial. Este líquido sinovial tem dois objectivos. Uma vez que as superfícies articulares da articulação são lubrificadas. A lubrificação de fronteira evita o atrito na articulação em movimento e é o principal mecanismo de lubrificação da articulação.

Um segundo mecanismo de lubrificação é designado por lubrificação por escoamento. Este mecanismo refere-se à capacidade das superfícies articulares de absorverem uma pequena quantidade de líquido sinovial[1].

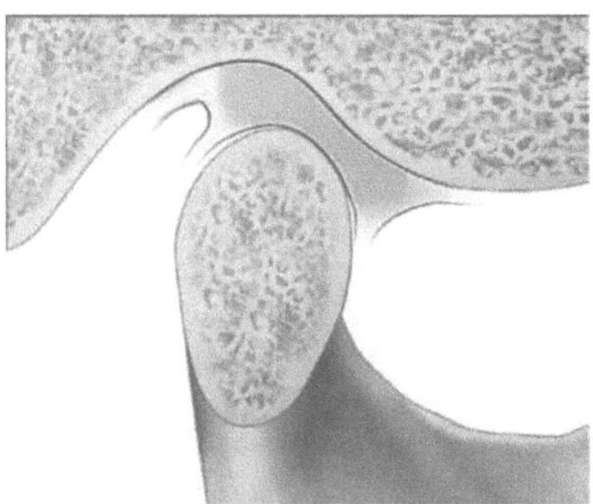

**Histologia das superfícies articulares**

A cartilagem articular da ATM tem uma configuração muito diferente da cartilagem articular típica. Isto deve-se ao facto de a mandíbula e a ATM se formarem por ossificação intermembranosa e não por ossificação endocondral. Por este motivo, a fibrocartilagem articular da ATM mantém as suas células condroprogenitoras enterradas no seu interior, ao contrário da cartilagem articular típica, que perde as suas células condroprogenitoras.

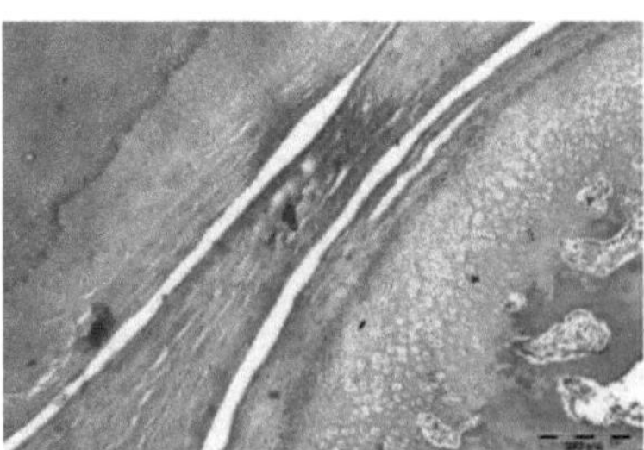

A cartilagem articular do côndilo e da fossa mandibular é composta por quatro camadas ou zonas distintas. A camada mais superficial é denominada zona articular. Encontra-se adjacente à cavidade articular e forma a superfície funcional mais externa. A maior parte das fibras de colagénio estão dispostas em feixes e orientadas quase paralelamente à superfície articular.

A segunda zona é designada por zona proliferativa e é essencialmente celular. É nesta zona que se encontra o tecido mesenquimatoso indiferenciado. Este tecido é responsável pela proliferação da cartilagem articular em resposta às exigências funcionais colocadas nas superfícies articulares durante a carga.

A terceira zona é a zona fibrocartilaginosa. Aqui, as fibrilhas de colagénio estão dispostas em feixes num padrão cruzado, embora se veja algum colagénio numa orientação radial. A fibrocartilagem parece estar numa orientação aleatória, proporcionando uma rede tridimensional que oferece resistência contra forças compressivas e laterais.

A quarta zona, a mais profunda, é a zona de cartilagem calcificada. Esta zona é constituída por condrócitos e condroblastos distribuídos por toda a cartilagem articular.

A cartilagem articular é composta por condrócitos e matriz intercelular. Os condrócitos produzem o colagénio, os proteoglicanos, as glicoproteínas e as enzimas que formam a matriz[1].

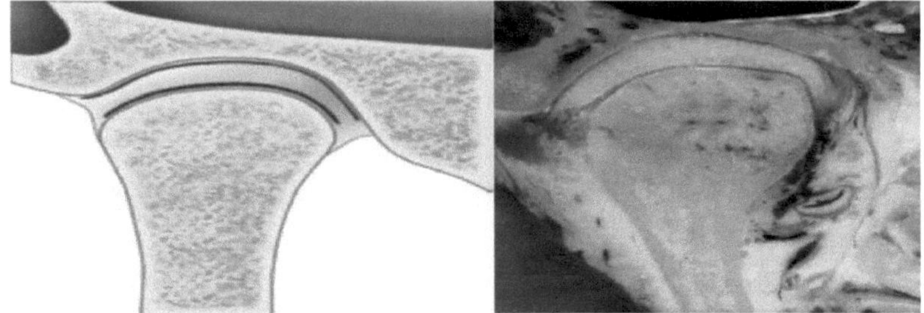

**Inervação da articulação temporomandibular**

Como todas as articulações, a ATM é inervada pelo mesmo nervo que fornece a inervação motora e sensorial aos músculos que a controlam (o nervo trigémeo). Os ramos do nervo mandibular (V3) fornecem a inervação aferente. A maior parte da inervação é fornecida pelo nervo auriculotemporal, uma vez que este deixa o nervo mandibular atrás da articulação e sobe lateralmente e superiormente para envolver a região posterior da articulação. A inervação adicional é fornecida pelos nervos temporal profundo e massetérico.

**Vascularização da articulação temporomandibular**

A ATM é ricamente suprida por uma variedade de vasos que a circundam. Os vasos predominantes são a artéria temporal superficial da parte posterior, a artéria meníngea média da parte anterior e a artéria maxilar interna da parte inferior. Outras artérias importantes são as artérias auricular profunda, timpânica anterior e faríngea ascendente. O côndilo recebe o seu suprimento vascular através dos seus espaços medulares por meio da artéria alveolar inferior e também recebe suprimento vascular por meio de "vasos alimentadores" que entram diretamente na cabeça do côndilo, tanto anterior como posteriormente, a partir dos vasos maiores.

## LIGAMENTOS

Os ligamentos não participam ativamente na função articular, mas actuam como dispositivos de restrição passiva para limitar e restringir os movimentos da borda.

Três ligamentos funcionais suportam a ATM:

(1) os ligamentos colaterais,

(2) o ligamento capsular, e

(3) o ligamento temporomandibular.

Existem também dois ligamentos acessórios:

(4) os músculos esfenomandibular e

(5) o estilomandibular

**Ligamentos colaterais (discais)**

Os ligamentos colaterais ligam os bordos medial e lateral do disco articular aos pólos do côndilo. São vulgarmente designados por ligamentos discais, e existem dois. O ligamento discal medial liga a borda medial do disco ao pólo medial do côndilo. O ligamento discal lateral liga o bordo lateral do disco ao pólo lateral do côndilo. Estes ligamentos são responsáveis por dividir a articulação mediolateralmente nas cavidades articulares superior e inferior. Os ligamentos discais são verdadeiros ligamentos, compostos por fibras de tecido conjuntivo colagénio, pelo que não se esticam. Funcionam para restringir o movimento do disco para longe do côndilo. Por outras palavras, permitem que o disco se mova passivamente com o côndilo à medida que este desliza para a frente e para trás.

**Ligamento capsular**

Como mencionado anteriormente, toda a ATM é envolvida e englobada pelo ligamento capsular. As fibras do ligamento capsular estão ligadas superiormente ao osso temporal ao longo das bordas das superfícies articulares da fossa mandibular e da eminência articular. Inferiormente, as fibras do ligamento capsular ligam-se ao colo do côndilo. O ligamento capsular actua para resistir a quaisquer forças mediais, laterais ou inferiores que tendam a separar ou deslocar as superfícies articulares. Uma função importante do ligamento capsular é envolver a articulação, retendo assim o líquido sinovial. O ligamento capsular é bem inervado e fornece feedback propriocetivo relativamente ao movimento de posição da articulação.

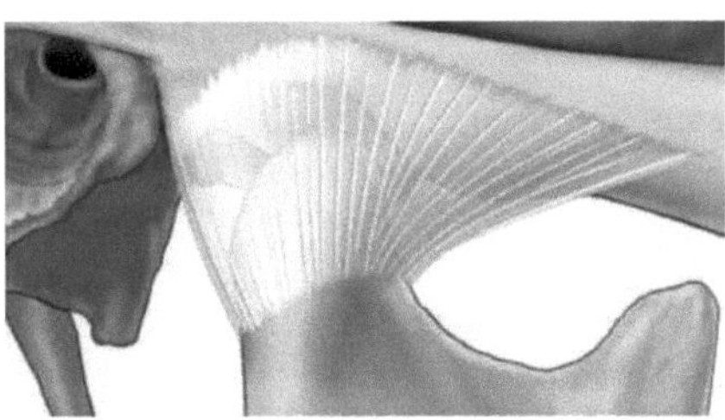

**Ligamento temporomandibular**

O aspeto lateral do ligamento capsular é reforçado por fibras fortes e apertadas que constituem o ligamento lateral ou o ligamento temporomandibular. O ligamento temporomandibular é composto por duas partes, uma porção oblíqua externa e uma porção horizontal interna. A porção externa estende-se da superfície externa do tubérculo articular e do processo zigomático póstero-inferiormente à superfície externa do colo do côndilo. A porção horizontal interna estende-se da superfície externa do tubérculo articular e do processo zigomático posterior e horizontalmente até ao pólo lateral do côndilo e à parte posterior do disco articular.

A porção oblíqua do ligamento MT resiste à queda excessiva do côndilo, limitando assim a extensão da abertura da boca. Esta porção do ligamento também influencia o movimento normal de abertura da mandíbula. Durante a fase inicial de abertura, o côndilo pode girar em torno de um ponto fixo até que o ligamento MT fique apertado, pois seu ponto de inserção no colo do côndilo é girado posteriormente. A porção horizontal interna do ligamento da MT limita o movimento posterior do côndilo e do disco. Quando a força aplicada à mandíbula desloca o côndilo posteriormente, esta porção do ligamento torna-se apertada e impede que o côndilo se mova para a região posterior da fossa mandibular. O ligamento MT, portanto, protege os tecidos retrodiscais do trauma criado pelo deslocamento posterior do côndilo. A porção horizontal interna também protege o músculo pterigóideo lateral do alongamento excessivo ou da extensão. A eficácia deste ligamento é demonstrada em casos de traumas extremos na mandíbula. Nestes casos, o colo do côndilo é visto a fraturar antes de os tecidos retrodiscais serem cortados ou de o côndilo entrar na fossa craniana média.

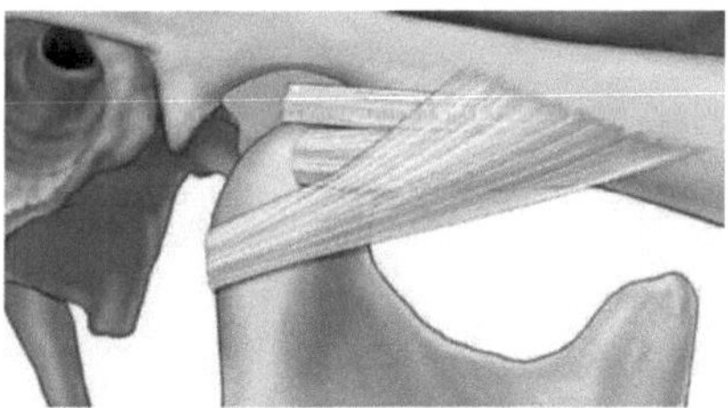

**Ligamento esfenomandibular**

O ligamento esfenomandibular é um dos dois ligamentos acessórios da ATM. Surge da espinha do osso esfenoide e estende-se para baixo até uma pequena proeminência óssea na superfície medial do ramo da mandíbula chamada língula. Não tem qualquer efeito limitador significativo no movimento mandibular.

**Ligamento estilomandibular**

O segundo ligamento acessório é o ligamento estilomandibular. Surge do processo estiloide e estende-se para baixo e para a frente até ao ângulo e ao bordo posterior do ramo da mandíbula. Torna-se tenso quando a mandíbula está protruída, mas fica mais relaxado quando a mandíbula está aberta. O ligamento estilomandibular limita assim os movimentos protrusivos excessivos da mandíbula.

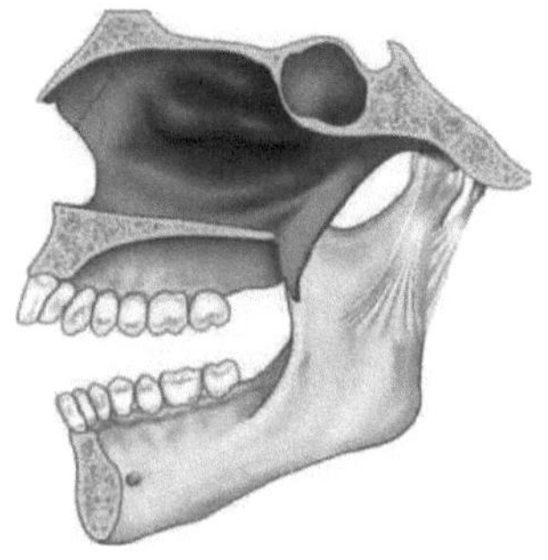

**Músculos da Mastigação**

Os componentes esqueléticos do corpo são mantidos juntos e movidos pelos músculos esqueléticos. Os músculos esqueléticos proporcionam a locomoção necessária para a sobrevivência do indivíduo. Os músculos são constituídos por numerosas fibras que variam entre 10 e 80 micrómetros de diâmetro. Cada uma destas fibras, por sua vez, é constituída por subunidades sucessivamente mais pequenas. Na maioria dos músculos, as fibras estendem-se a todo o comprimento do músculo, exceto em cerca de 2% das fibras. Cada fibra é inervada por apenas uma terminação nervosa, localizada perto do meio da fibra. A área onde se encontra a maioria destas ligações é designada por placa terminal motora. A extremidade da fibra muscular funde-se com uma fibra tendinosa e as fibras tendinosas, por sua vez, agrupam-se em feixes para formar o tendão muscular que se insere no osso. Cada fibra muscular contém várias centenas a vários milhares de miofibrilas.

As fibras musculares podem ser caracterizadas por tipo de acordo com a quantidade de mioglobina (um pigmento semelhante à hemoglobina). As fibras com concentrações mais elevadas de mioglobina têm uma cor vermelha mais intensa e são capazes de uma contração lenta mas sustentada. Estas fibras são designadas fibras musculares lentas ou fibras musculares de tipo I. As fibras lentas têm um metabolismo aeróbico bem desenvolvido e, por isso, são resistentes à fadiga. As fibras com concentrações mais baixas de mioglobina são mais brancas e designam-se por fibras musculares rápidas ou fibras de tipo II. Estas fibras têm menos mitocôndrias e dependem mais da atividade anaeróbia para funcionar. Todos os músculos esqueléticos contêm uma mistura de fibras rápidas e lentas em proporções variáveis que reflectem a função desse músculo[1].

Os músculos que são chamados a responder rapidamente são constituídos predominantemente por fibras brancas. Os músculos que são utilizados principalmente para uma atividade lenta e contínua têm concentrações mais elevadas de fibras lentas.

Quatro pares de músculos formam um grupo chamado de músculos da mastigação: o masseter, o temporal, o pterigóideo medial e o pterigóideo lateral. Embora não sejam considerados músculos da mastigação, os digástricos também desempenham um papel importante na função mandibular, pelo que são abordados nesta secção. Cada um dos músculos é discutido de acordo com sua inserção, a direção de suas fibras e sua função[1].

**O Masseter**

O masseter é um músculo retangular que se origina no arco zigomático e se estende para baixo até à face lateral do bordo inferior do ramo da mandíbula. A sua inserção na mandíbula estende-se desde a região do segundo molar, no bordo inferior, até ao ângulo posterior. É constituído por duas porções ou cabeças: a porção superficial é constituída por fibras que correm para baixo e ligeiramente para trás; a porção profunda é constituída por fibras que correm numa direção predominantemente vertical. Quando as fibras do masseter se contraem, a mandíbula é elevada e os dentes são colocados em contacto. O masseter é um músculo poderoso que fornece a força necessária para uma mastigação eficiente. A sua porção superficial também pode ajudar na protrusão da mandíbula. Quando a mandíbula está protruída e a força de mordida é aplicada, as fibras da porção profunda estabilizam o côndilo contra a eminência articular[1].

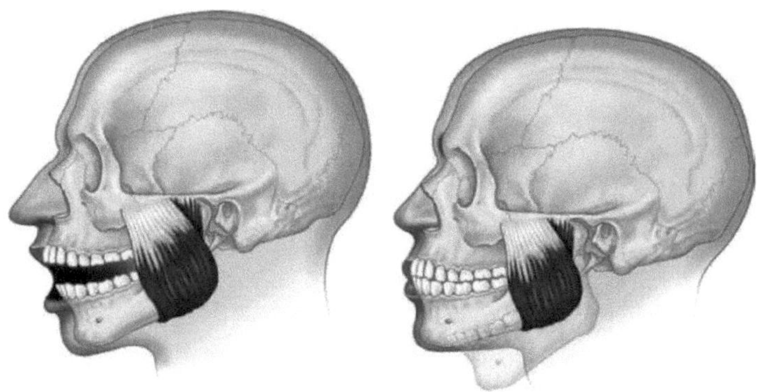

**O Temporalis**

O temporal é um músculo grande, em forma de leque, que se origina na fossa temporal e na superfície lateral do crânio. As suas fibras juntam-se à medida que se estendem para baixo, entre o arco zigomático e a superfície lateral do crânio, para formar um tendão que se insere no processo coronoide e na borda anterior do ramo ascendente. Pode ser dividido em três áreas distintas, de acordo com a direção das fibras e a sua função final. A porção anterior é constituída por fibras que se dirigem quase verticalmente. A porção média contém fibras que se dirigem obliquamente através do aspeto lateral do crânio (ligeiramente para a frente à medida que passam para baixo). A porção posterior é constituída por fibras que estão alinhadas quase horizontalmente, avançando acima da orelha para se juntarem a outras fibras temporais à medida que passam por baixo do arco zigomático.

Quando o músculo temporal se contrai, eleva a mandíbula e os dentes são colocados em contacto. Se apenas algumas porções se contraem, a mandíbula é movida de acordo com a direção das fibras que são activadas. Quando a porção anterior se contrai, a mandíbula é elevada verticalmente. A contração da porção média eleva e retrai a mandíbula. A função da porção posterior é um pouco controversa. Embora pareça que a contração desta porção irá retruir a mandíbula, DuBru sugere que as fibras abaixo da raiz do processo zigomático são as únicas significativas e, portanto, a contração irá causar elevação e apenas uma ligeira retrusão. Porque a angulação do

O músculo temporal é capaz de coordenar os movimentos de fecho. É, portanto, um importante músculo posicionador da mandíbula.

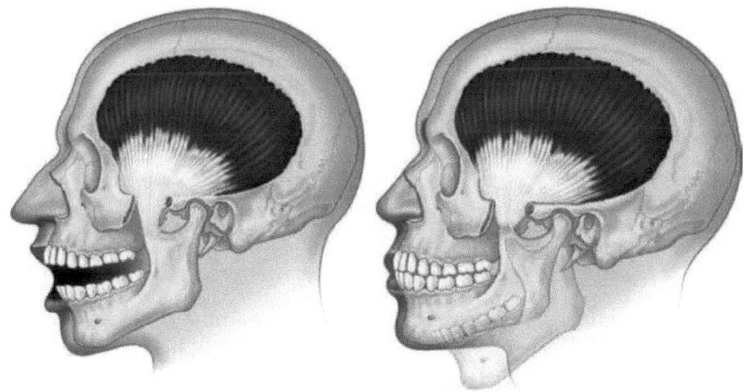

**O pterigoide medial**

O pterigoide medial (interno) origina-se da fossa pterigoide e estende-se para baixo, para trás e para fora para se inserir ao longo da superfície medial do ângulo mandibular. Juntamente com o masseter, forma uma funda muscular que suporta a mandíbula no ângulo mandibular. Quando as suas fibras se contraem, a mandíbula é elevada e os dentes são colocados em contacto. Este músculo também é ativo na protrusão da mandíbula. Uma contração unilateral provoca um movimento mediotrusivo da mandíbula[1].

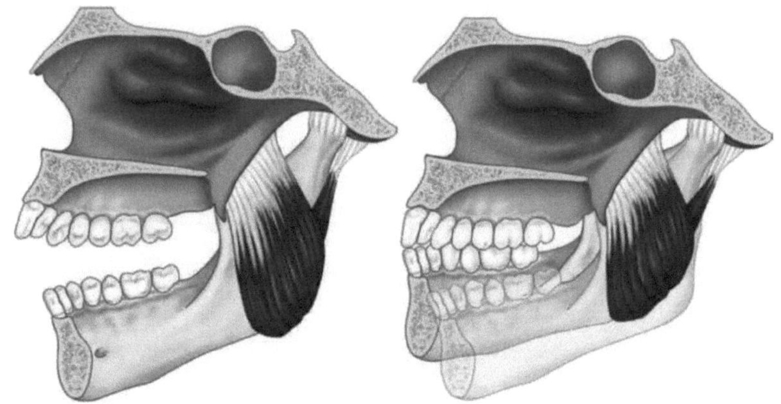

**O Pterigoide Lateral**

Durante muitos anos, o pterigóideo lateral (externo) foi descrito como tendo duas porções ou ventres distintos: um inferior e um superior. Uma vez que, anatomicamente, o músculo parecia ser um só em termos de estrutura e função, esta descrição era aceitável até que os estudos provaram o contrário. Atualmente, sabe-se que os dois ventres do pterigóideo lateral funcionam de forma bastante diferente. Portanto, neste texto, o pterigóideo lateral será dividido e identificado como dois músculos distintos e diferentes, o que é apropriado, uma vez que suas funções são quase opostas. Os músculos serão descritos como

(1) o pterigoide lateral inferior e (2) o pterigoide lateral superior.

**Pterigoide Lateral Inferior**. O pterigóideo lateral inferior origina-se na superfície externa da placa pterigóidea lateral e estende-se para trás, para cima e para fora até sua inserção principalmente no colo do côndilo. Quando os pterigóides laterais inferiores direito e esquerdo se contraem simultaneamente, os côndilos são puxados para a frente, para baixo das eminências articulares, e a mandíbula é projetada. A contração unilateral cria um movimento mediotrusivo do côndilo e provoca um movimento lateral da mandíbula para o lado oposto. Quando este músculo funciona com os depressores mandibulares, a mandíbula é baixada e os côndilos deslizam para a frente e para baixo sobre as eminências articulares[1].

**Pterigoide Lateral Superior**. O pterigoide lateral superior é consideravelmente menor do que o inferior e origina-se na superfície infratemporal da asa maior do esfenoide, estendendo-se quase horizontalmente, para trás e para fora, para se inserir na cápsula articular, no disco e no colo do côndilo. A fixação exacta do pterigoide lateral superior ao disco é algo debatido. Embora alguns autores sugiram a ausência de ligação, a maioria dos estudos revela a presença de uma ligação músculo-disco. A maioria das fibras do pterigoide lateral superior (60% a 70%) liga-se ao colo do côndilo e apenas 30% a 40% ligam-se ao disco. Também é importante notar que as ligações são mais predominantes no aspeto medial do que no lateral. A aproximação às estruturas articulares a partir do aspeto lateral revelaria pouca ou nenhuma ligação muscular. Este facto pode explicar os diferentes resultados destes estudos.

Enquanto o pterigóideo lateral inferior está ativo durante a abertura, o superior permanece inativo, tornando-se ativo apenas em conjunto com os músculos elevadores. O pterigóideo lateral superior é especialmente ativo durante o golpe de força e quando os dentes são mantidos juntos. O golpe de força refere-se a movimentos que envolvem o fechamento da mandíbula contra resistência, como na mastigação ou no cerramento dos dentes. O significado funcional do pterigoide lateral superior é discutido em mais detalhes na próxima secção, que trata da biomecânica da ATM.

Note-se que a tração do pterigóideo lateral sobre o disco e o côndilo é predominantemente numa direção anterior; no entanto, também tem um componente significativamente medial. À medida que o côndilo se move mais para a frente, a angulação medial da tração destes músculos torna-se ainda maior. Na posição de boca aberta, a direção da tração muscular é mais medial do que anterior[1].

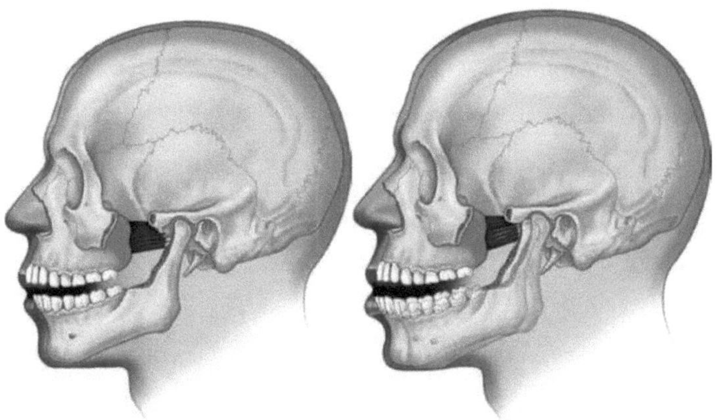

**Biomecânica da articulação temporomandibular**

Os movimentos mandibulares provocam alterações estáticas e dinâmicas na ATM com combinações de tensão e deformação, tais como cargas de compressão, tração e cisalhamento nas superfícies articulares. A carga e as forças articulares são também influenciadas pelas actividades dos músculos mastigatórios e pelo movimento oclusal. O disco actua como uma estrutura viscoelástica para permitir um movimento suave da articulação. O disco normal na banda posterior encontra-se na posição de 12 horas e de 1 hora na zona intermédia em relação ao côndilo mandibular. Os movimentos da articulação são classificados em diferentes fases, conforme resumido na tabela.

O movimento condilar ocorre por deslizamento entre o disco e a superfície temporal ou por articulação/rotação que ocorre entre a cabeça do côndilo e o disco. Essa combinação dinâmica auxilia nos movimentos mandibulares para abertura, fechamento da boca, fala e mastigação[2].

| Phases of joint movement | TMJ position |
|---|---|
| During occlusion | Static jaw position with maximum inter-cuspation. Anterior band lies between the condyle and posterior slope of the eminence Posterior band is present in the deepest region of the fossa[2]. |
| Retruded Mouth opening | Condyle moves inferiorly to the intermediate zone by 5–6 mm into the articulating surface. Movement of medial pole is antero-superior and lateral pole is postero-inferior in direction. This position is maintained up to 18 mm of mouth opening[2]. |

| | |
|---|---|
| Early protrusive mouth opening | Condylar movement occurs in inferior and anterior direction beneath intermediate zone by 6–9 mm stretching of the bilaminar zone.<br>It creates space in the posterior region during condylar translation anteriorly[2]. |
| Late Protrusive mouth opening | Condylar movement occurs in an inferior and anterior direction below anterior band.<br>Space is created during rotation posteriorly in the superior compartment followed by inferior compartment.<br>Anterior displacement of the disc is limited during anterior translation of the condyle by exerting a posterior traction of retro-discal tissue[2]. |
| Early mouth closing | Condylar translation occurs for about 6–9 mm in the posterior direction towards the intermediate direction.<br>There is a simultaneous reduction of space posteriorly in the superior compartment[2]. |
| Retrusive closing | There is rotation of the condyle which occurs inferior to the posterior band causing reduction of spaces in the inferior compartment while returning near to the occlusal plane[2]. |

**Ocorrem dois tipos de movimento na ATM: rotacional e translacional**

**Movimento de rotação**

O Dicionário Médico Dorland define rotação como "o processo de girar em torno de um eixo: movimento de um corpo em torno do seu eixo". No sistema mastigatório, a rotação ocorre quando a boca abre e fecha em torno de um ponto fixo ou eixo dentro dos côndilos. Por outras palavras, os dentes podem ser separados e depois ocluídos sem alteração da posição dos côndilos[1].

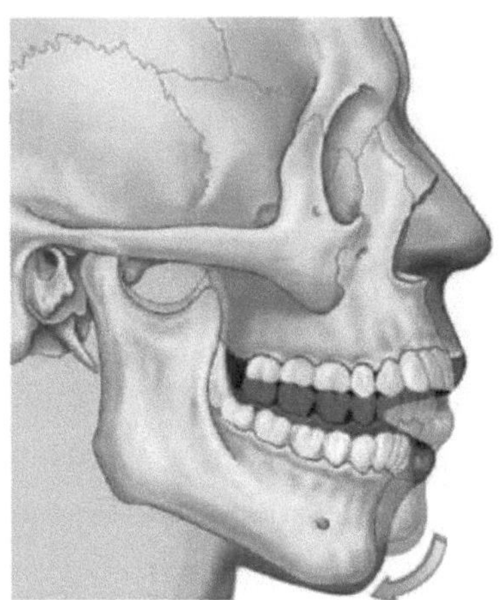

**Eixo horizontal de rotação**

O movimento mandibular em torno do eixo horizontal é um movimento de abertura e fecho. É referido como um movimento de charneira, e o eixo horizontal em torno do qual ocorre é, por conseguinte, referido como o eixo da charneira. O movimento de dobradiça é provavelmente o único exemplo de atividade mandibular em que ocorre um movimento rotacional "puro". Em todos os outros movimentos, a rotação em torno do eixo é acompanhada de translação do eixo. Quando os côndilos estão na sua posição mais superior nas fossas articulares e a boca está puramente rodada para abrir, o eixo em torno do qual ocorre o movimento é designado por eixo de charneira terminal

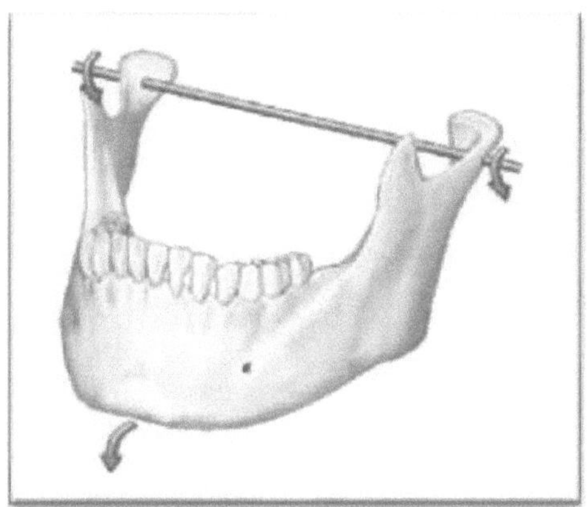

**Eixo de rotação frontal (vertical)**

O movimento mandibular em torno do eixo frontal ocorre quando um côndilo se move anteriormente para fora da posição de articulação terminal, com o eixo vertical do côndilo oposto permanecendo na posição de articulação terminal. Devido à inclinação da eminência articular, que determina que o eixo frontal se incline à medida que o côndilo em movimento ou em órbita se desloca anteriormente, este tipo de movimento isolado não ocorre naturalmente.

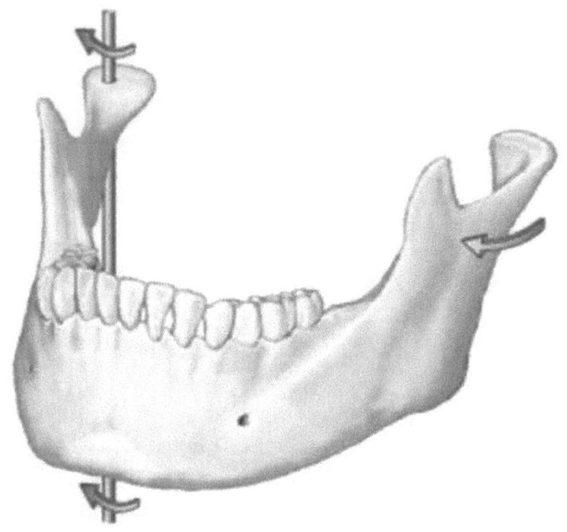

• Fig. 4.3 Rotational Movement Around the Frontal (Vertical) Axis.

**Eixo de rotação sagital**

O movimento mandibular em torno do eixo sagital ocorre quando um côndilo se desloca inferiormente enquanto o outro permanece na posição de dobradiça terminal. Como os ligamentos e a musculatura da ATM impedem um deslocamento inferior do côndilo (luxação), esse tipo de movimento isolado não ocorre naturalmente. No entanto, ocorre em conjunto com outros movimentos, quando o côndilo orbitário se move para baixo e para a frente através da eminência articular.

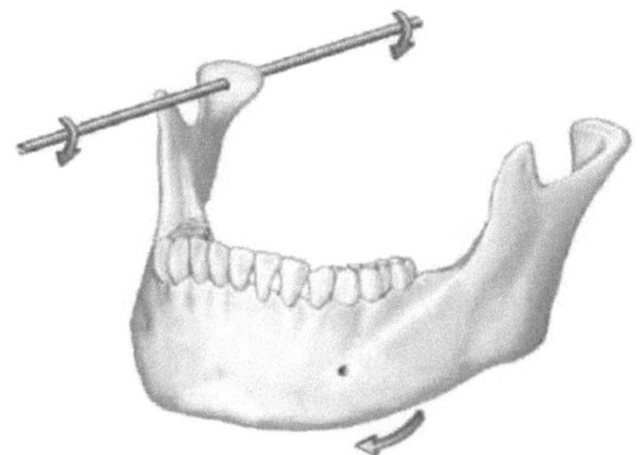

• Fig. 4.4 Rotational Movement Around the Sagittal Axis.

## Movimento de translação

A translação pode ser definida como um movimento em que todos os pontos do objeto em movimento têm simultaneamente a mesma velocidade e direção. No sistema mastigatório, ocorre quando a mandíbula se move para frente, como na protrusão. Os dentes, os côndilos e os ramos movem-se todos na mesma direção e no mesmo grau.

A translação ocorre dentro da cavidade superior da articulação entre a superfície superior do disco articular e a superfície inferior da fossa articular (isto é, entre o complexo disco-côndilo e a fossa articular)

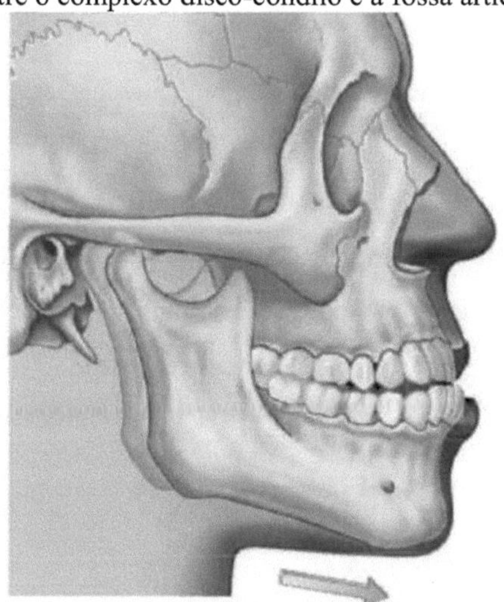

• Fig. 4.5 Translational Movement of the Mandible.

**Movimentos de fronteira de um único plano**

O movimento mandibular é limitado pelos ligamentos e pelas superfícies articulares das ATMs, bem como pela morfologia e alinhamento dos dentes. Quando a mandíbula se move através da amplitude externa de movimento, resultam limites reprodutíveis e descritíveis, que são chamados de movimentos de borda. O limite e os movimentos funcionais típicos da mandíbula serão descritos para cada plano de referência[1].

**Limite do plano sagital e movimentos funcionais**

O movimento mandibular visto no plano sagital pode ser visto como tendo quatro componentes de movimento distintos

1. Limite posterior da abertura
2. Limite de abertura anterior
3. Rebordo de contacto superior
4. Funcional.

A amplitude dos movimentos dos bordos de abertura posterior e anterior é determinada, ou limitada, principalmente pelos ligamentos e pela morfologia das ATMs. Os movimentos do bordo de contacto superior são determinados pelas superfícies oclusais e incisais dos dentes. Os movimentos funcionais não são considerados movimentos de limite, uma vez que não são determinados por uma amplitude de movimento exterior. Eles são determinados pelas respostas condicionais do sistema neuromuscular[1].

**Movimentos da borda de abertura posterior**

Os movimentos da borda posterior de abertura no plano sagital ocorrem como movimentos de articulação em dois estágios. Na primeira fase, os côndilos são estabilizados nas suas posições mais superiores nas fossas articulares (ou seja, a posição de articulação terminal). A posição condilar mais superior a partir da qual pode ocorrer um movimento do eixo da dobradiça é a posição de relação cêntrica (RC). A mandíbula pode ser abaixada (abertura da boca) num movimento rotacional puro sem translação dos côndilos. Teoricamente, um movimento de dobradiça (rotação pura) pode ser gerado a partir de qualquer posição mandibular anterior à RC; para que isso ocorra, no entanto, os côndilos devem ser estabilizados para que a translação do eixo horizontal não ocorra. Na RC, a mandíbula pode ser girada em torno do eixo horizontal até uma distância de apenas 20 a 25mm, medida entre as bordas incisais dos incisivos superiores e inferiores. Neste ponto de abertura, os ligamentos da MT contraem-se, após o que a abertura contínua resulta numa translação anterior e inferior dos côndilos. Com a translação dos côndilos, o eixo de rotação da mandíbula desloca-se para dentro dos corpos dos ramos, resultando na segunda fase do movimento da borda de abertura posterior[2].

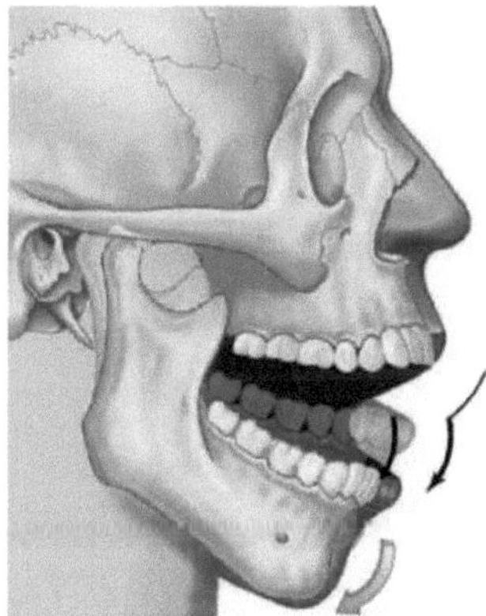

**Movimentos da borda de abertura anterior**

Com a mandíbula maximamente aberta, o fechamento acompanhado pela contração dos pterigóides laterais inferiores (que mantêm os côndilos posicionados anteriormente) gerará o movimento da borda anterior de fechamento. Teoricamente, se os côndilos estivessem estabilizados nessa posição anterior, poderia ocorrer um movimento de dobradiça pura à medida que a mandíbula se fechasse da posição de máxima abertura para a de máxima protrusão. Uma vez que a posição protrusiva máxima é determinada em parte pelos ligamentos estilomandibulares, à medida que o fecho ocorre, o aperto dos ligamentos produz um movimento posterior dos côndilos. A posição condilar é mais anterior na posição maximamente aberta, mas não na posição maximamente protrusa. O movimento posterior do côndilo da posição maximamente aberta para a posição maximamente protruída produz excentricidade no movimento da borda anterior. Portanto, não é um movimento de dobradiça puro[2].

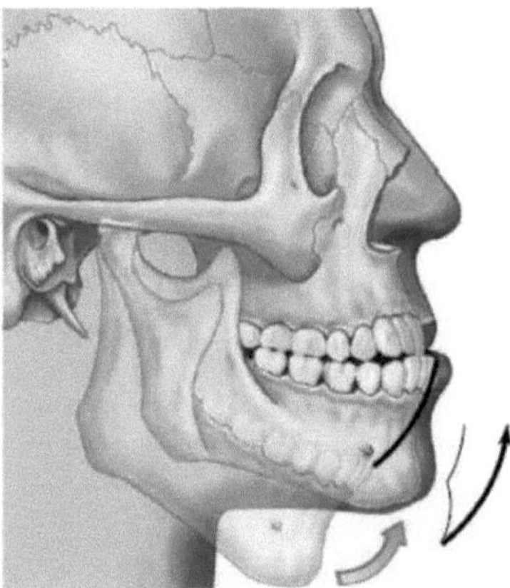

• Fig. 4.9 Anterior closing border movement in the sagittal plane.

**Movimentos de fronteira de contacto superior**

Enquanto os movimentos do bordo anteriormente discutidos são limitados pelos ligamentos, o movimento do bordo de contacto superior é determinado pelas caraterísticas das superfícies de oclusão dos dentes. Ao longo de todo este movimento, o contacto dentário está presente.

A sua delimitação exacta depende de

(1) a quantidade de variação entre a RC e a intercuspidação máxima,

(2) a inclinação das cúspides dos dentes posteriores,

(3) a quantidade de sobreposição vertical e horizontal dos dentes anteriores,

(4) a morfologia lingual dos dentes anteriores do maxilar, e

(5) as relações gerais interarcos dos dentes.

Uma vez que este movimento do bordo é determinado exclusivamente pelo dente, as alterações nos dentes resultarão em alterações na natureza do movimento do bordo[1].

Na posição CR, os contactos dentários são normalmente encontrados em um ou mais pares opostos de dentes posteriores. O contacto dentário inicial no fecho da charneira terminal (CR) ocorre entre as inclinações mesiais de um dente maxilar e as inclinações distais de um dente mandibular. Se uma força muscular for aplicada à mandíbula, ocorrerá um movimento ou deslocamento superoanterior até que a posição intercuspídea (PIC) seja alcançada. O deslizamento da RC para a PIC está presente em aproximadamente 90% da população, e a distância média é de 1 a 1,25 mm. Na PIC, os dentes anteriores opostos geralmente entram em contacto. Quando a mandíbula está protruída a partir da máxima intercuspidação, o contacto entre as bordas incisais dos dentes anteriores da mandíbula e as inclinações linguais dos dentes anteriores da maxila resulta num movimento anteroinferior da mandíbula. Este movimento continua até que os dentes anteriores maxilares e mandibulares se encontrem numa relação de borda a borda, altura em que se segue uma trajetória horizontal. Neste ponto, a mandíbula move-se numa direção superior até ao contacto dos dentes posteriores[1].

### Movimentos funcionais

Os movimentos funcionais ocorrem durante a atividade funcional da mandíbula.

Geralmente ocorrem dentro dos movimentos da borda e, portanto, são considerados movimentos livres. A maioria das atividades funcionais requer máxima intercuspidação e, portanto, tipicamente começam na PIC e abaixo dela. Quando a mandíbula está em repouso, ela se encontra aproximadamente 2 a 4 mm abaixo da PIC4,5. Essa posição tem sido chamada de posição de repouso clínico.

Os músculos da mastigação estão no seu nível mais baixo de atividade quando a mandíbula está posicionada aproximadamente 8 mm abaixo e 3 mm antes da PIC. Neste ponto, a força da gravidade que puxa a mandíbula para baixo está em equilíbrio com a elasticidade e a resistência ao estiramento dos músculos elevadores e outros tecidos moles que suportam a mandíbula (tónus viscoelástico).

Por conseguinte, esta posição é melhor descrita como a posição de repouso clínico. Efeitos posturais no movimento funcional. Quando a cabeça está posicionada erecta e direita, a posição postural da mandíbula está localizada 2 a 4 mm abaixo da PIC. Se os músculos elevadores se contraírem, a mandíbula será elevada diretamente para a PIC. No entanto, se a face for direcionada aproximadamente 45 graus para cima, a posição postural da mandíbula será alterada para uma posição ligeiramente retruída. Esta alteração está relacionada com o estiramento e alongamento dos vários tecidos que estão ligados e suportam a mandíbula[1].

**Fronteira do plano horizontal e movimentos funcionais**

Tradicionalmente, tem sido utilizado um dispositivo conhecido como traçador de arco gótico para registar o movimento mandibular no plano horizontal. Consiste numa placa de registo fixada nos dentes maxilares e um estilete de registo fixado nos dentes mandibulares. À medida que a mandíbula se move, o estilete gera uma linha na placa de registo que coincide com esse movimento. Os movimentos da borda da mandíbula no plano horizontal podem assim ser facilmente registados e examinados. Quando os movimentos mandibulares são visualizados no plano horizontal, pode ser visto um padrão em forma de losango que tem quatro componentes de movimento distintos mais um componente funcional:

1. Borda lateral esquerda
2. Margem lateral esquerda contínua com protrusão
3. Borda lateral direita
4. Continuação do bordo lateral direito com protrusão.

**Fronteira frontal (vertical) e movimentos funcionais**

Quando o movimento mandibular é visto no plano frontal, pode ser visto um padrão em forma de escudo que tem quatro componentes de movimento distintos juntamente com o componente funcional:

1. Borda superior lateral esquerda
2. Limite da abertura lateral esquerda
3. Borda superior lateral direita
4. Limite de abertura lateral direito.

Embora os movimentos do bordo mandibular no plano frontal não tenham sido tradicionalmente "traçados", a sua compreensão é útil para visualizar a atividade mandibular a três dimensões.

**Envelope de movimento**

Ao combinar os movimentos do bordo mandibular nos três planos (sagital, horizontal e frontal), pode ser produzido um envelope tridimensional de movimento que representa a amplitude máxima de movimento da mandíbula. Embora o envelope tenha esta forma caraterística, existem diferenças de pessoa para pessoa. A superfície superior do envelope é determinada pelos contactos dentários, enquanto as outras fronteiras são determinadas principalmente pelos ligamentos e pela anatomia articular que restringem ou limitam o movimento.

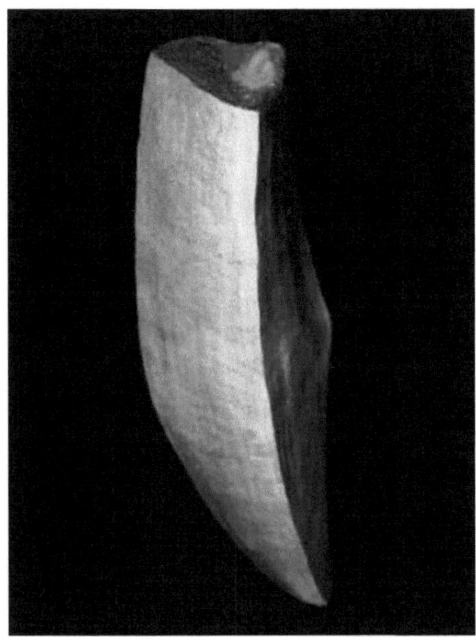

**Movimento tridimensional**

Para demonstrar a complexidade do movimento mandibular, será utilizada uma excursão lateral direita aparentemente simples. Quando a musculatura começa a contrair-se e a mover a mandíbula para a direita, o côndilo esquerdo é impelido para fora da sua posição CR. Como o côndilo esquerdo está a orbitar anteriormente em torno do eixo frontal do côndilo direito, encontra a inclinação posterior da eminência articular, o que causa um movimento inferior do côndilo em torno do eixo sagital com a consequente inclinação do eixo frontal. Além disso, o contacto dos dentes anteriores produz um movimento inferior ligeiramente maior na parte anterior da mandíbula do que na parte posterior, o que resulta num movimento de abertura em torno do eixo horizontal. Como o côndilo esquerdo está a mover-se anterior e inferiormente, o eixo horizontal está a deslocar-se anterior e inferiormente.

# CAPÍTULO 2 : ETIOLOGIA DAS DISFUNÇÕES TEMPOROMANDIBULARES

A etiologia das DTM é complexa e multifatorial. Existem inúmeros factores que podem contribuir para esta doença, que se agrupam em três categorias. Os factores predisponentes aumentam o risco de desenvolver DTM, os factores iniciadores causam o aparecimento da doença e os factores perpetuadores interferem com o processo de cura ou aumentam a progressão da DTM. Em alguns casos, um único fator pode desempenhar um ou todos estes papéis. O sucesso da gestão das DTM depende da identificação e controlo dos factores contribuintes.

Os factores etiológicos incluem anomalias oclusais, tratamento ortodôntico, bruxismo e instabilidade ortopédica, macrotrauma e microtrauma, laxidez articular e estrogénio exógeno. Factores psicológicos como o stress, a tensão mental, a ansiedade ou a depressão podem causar DTM.

Os factores iniciadores conduzem ao aparecimento dos sintomas e estão principalmente relacionados com traumas ou cargas adversas no sistema mastigatório. Os factores de perpetuação podem incluir os seguintes:

1) Factores comportamentais (ranger de dentes, cerrar os dentes e postura anormal da cabeça)

2) Factores sociais (afectam a perceção e a influência da resposta aprendida à dor)

3) Factores emocionais (depressão e ansiedade)

4) Factores cognitivos

Os factores predisponentes são processos fisiopatológicos, psicológicos ou estruturais que alteram o sistema mastigatório e levam a um aumento do risco de desenvolvimento de DTM[3].

## 1. Factores oclusais

A oclusão é o primeiro e provavelmente o mais controverso fator etiológico das DTM. Costen foi quem primeiro estabeleceu com certeza o envolvimento da oclusão no desenvolvimento das DTMs. Atualmente, a maioria dos investigadores inclui a oclusão entre todos os factores relacionados com as DTMs, tendo um possível papel tanto na suscetibilidade como no aparecimento ou perpetuação das DTMs

**Factores oclusais nas DTM.**

Os seguintes factores oclusais mostraram uma possível correlação com os distúrbios temporomandibulares:

Mordida cruzada posterior

Sobredotação/sobremordida superior a 5 mm

Relação cêntrica/Deslizamento inter-cuspídeo máximo superior a 2 mm

Mordedura de borda a borda

Relação sagital Classe III

Mordida aberta anterior

Cinco ou mais dentes em falta.

Oclusões inadequadas devido a malposições dentárias, edentulismo não tratado ou mal tratado são estados patológicos do complexo temporomandibular, mas não são considerados os principais factores etiológicos das DTM. Badel et al. identificaram uma baixa incidência de certas variáveis de má oclusão (mordida aberta unilateral, sobressaliência negativa, mordida cruzada unilateral nos homens e mordida borda a borda nas mulheres) com sinais ou sintomas de DTM. No mesmo estudo, encontraram uma prevalência significativamente mais elevada de hiperbalanço e contactos de interferência em pacientes assintomáticos em comparação com pacientes com DTM. Não foi encontrada diferença entre as classes de Angle em pacientes com DTM e indivíduos assintomáticos[3].

A importância das interferências oclusais é percepcionada de forma diferente consoante a etiopatogénese da DTM. Le Bell et al. constataram que as interferências artificiais não estimulam o desenvolvimento de sintomas disfuncionais em indivíduos saudáveis, que se adaptam com sucesso a elas. Em pacientes com história clínica de DTM, as interferências artificiais aumentam os sintomas clínicos.

A mordida cruzada posterior é uma causa de funcionamento muscular assimétrico, mas ainda não foi determinada uma correlação certa com as DTM.

A presença de interferências mediotrusivas é considerada por alguns autores como um fator predisponente para a deslocação do disco, enquanto outros sugerem que podem exercer uma ação protetora [18]. A presença de uma mordida aberta anterior pode ser considerada uma consequência da remodelação articular e não a sua causa[3].

A posição condilar também pode desempenhar um papel importante na etiopatogenia dos distúrbios da ATM. Um estudo recente conduzido por Padala et al. avaliou a relação entre a posição condilar e a discrepância entre oclusão cêntrica e relação cêntrica e a presença de sinais e sintomas de DTM. Os achados desse estudo indicam que o registro e a avaliação da discrepância relação cêntrica-oclusão cêntrica em indivíduos com DTM podem revelar discrepâncias interarcos dentários significativos e deslocamentos condilares de magnitude significativa. Weffort et al. obtiveram resultados semelhantes, indicando que diferenças estatisticamente significativas entre a relação cêntrica e a máxima intercuspidação eram quantificáveis ao nível condilar em indivíduos sintomáticos e assintomáticos.

## 2. Factores psicológicos

O papel do stress e da personalidade na etiologia da síndrome de disfunção da dor temporomandibular tem sido objeto de uma análise aprofundada. Estudos psicológicos demonstraram que os doentes com DTM têm perfis psicológicos e disfunções psicológicas semelhantes aos de outras perturbações de dor músculo-esquelética crónica, como a cefaleia de tipo tensional e a dor lombar ou artrítica. Há provas consideráveis de que os factores psicológicos e psicossociais são de grande importância para a compreensão das DTM, mas há menos provas de que estes factores sejam etiológicos .[3]

Hoje em dia, é amplamente reconhecida a associação entre depressão e stress e diferentes sintomas físicos de DTM. Os sintomas de DTM, especialmente a dor, são também discutidos como sendo um fator causal ou intensificador no desenvolvimento de depressão e doenças psíquicas.

O stress, a ansiedade e outros factores psicológicos induzem a hiperatividade muscular e a fadiga muscular com o aparecimento de espasmos musculares e as seguintes consequências: contratura, desarmonia oclusal, perturbações internas e artrite degenerativa. Estes factores podem alterar o esquema oclusal do ciclo mastigatório, pelo que estas alterações são mais uma consequência da DTM e não um fator desencadeante. Vários estudos confirmam que pacientes com dor miofascial ou dor miofascial associada a artralgia, artrite ou osteoartrite apresentam estágios mais avançados de depressão e somatização

## 3 Factores hormonais

Os sinais e sintomas de DTM são quatro vezes mais comuns nas mulheres, que procuram tratamento especializado para esta doença três vezes mais frequentemente do que os homens. Apesar de a baixa prevalência de DTM nos homens não ter sido do que aqueles diagnosticados com deslocamento discal[3].

ainda não completamente elucidada, a presença de níveis mais elevados de testosterona pode ser uma explicação plausível.

Existe a hipótese de que a presença de receptores de estrogénio na ATM das mulheres altera as funções metabólicas, aumentando a laxidez dos ligamentos. Os estrogénios também aumentam a suscetibilidade aos estímulos dolorosos, modulando o sistema límbico. Embora os investigadores não partilhem da mesma opinião, estudos em humanos mostraram que a sintomatologia dolorosa aumenta em 30% nas pacientes em tratamento da menopausa com terapia de substituição estrogénica e em 20% nas mulheres que usam contraceptivos orais[3].

Foi demonstrado que o polimorfismo no recetor de estrogénio está correlacionado com a intensidade da dor, o ângulo do eixo facial e o comprimento do corpo mandibular em pacientes que sofrem de osteoartrite da ATM. No entanto, apesar destes estudos, até recentemente não foram encontradas provas diretas que relacionem as hormonas reprodutivas femininas com a doença da ATM ou que definam os mecanismos pelos quais estas hormonas podem causar a doença da ATM. Um estudo recente demonstrou que os estrogénios e a relaxina poderiam contribuir para a degeneração da homeostase da cartilagem, perturbando a ATM e induzindo a ativação de metaloproteinases (MMP) que degradam as macromoléculas da matriz da cartilagem (colagénio e proteoglicanos)[3].

### 4. Macrotrauma

O macrotrauma é um fator predisponente e iniciador das DTM. As lesões do tipo whiplash na cabeça ou no pescoço são geralmente consideradas factores de risco significativos no desenvolvimento desta patologia.

Um estudo que incluiu 400 pacientes com DTM revelou que em 24,5% deles, a presença de dor na ATM estava diretamente correlacionada com uma história de trauma.

Probert et al. efectuaram um estudo exaustivo na Austrália, incluindo 20.673 pacientes vítimas de acidentes de viação. A DTM foi diagnosticada em apenas 28 pacientes, e apenas um dos 237 pacientes que sofreram fracturas da mandíbula necessitou de tratamento adicional para a DTM. Concluiu-se, assim, que a incidência de DTM após lesão por efeito de chicote era muito baixa e que o trauma individual não podia ser considerado um fator desencadeante do aparecimento de DTM.

A intubação endotraqueal também foi proposta como um fator de risco para a disfunção da ATM em relatos de casos e estudos sistemáticos. Qualquer associação entre a intubação endotraqueal e o desenvolvimento de sintomas de DTM a curto prazo é suscetível de ser encontrada em pacientes com uma história de tais sintomas disfuncionais[3].

### 5. Parafunções

As parafunções são definidas como funções prejudicadas ou alteradas da ATM. Entre estas, a mastigação excessiva de pastilhas elásticas, o cerramento dos dentes e o bruxismo têm sido amplamente estudados como possíveis factores de risco para as DTM.

Num estudo que incluiu 3.557 estudantes, Miyake et al. identificaram o bruxismo e a mastigação de pastilha elástica de um lado como factores de risco para DTM. Nos indivíduos que mascam frequentemente pastilha elástica, mais de quatro horas por dia, a dor auricular é mais frequente em repouso e durante os movimentos e há uma maior frequência de ruído articular. O movimento lateral da mandíbula ou a protrusão sem contacto dentário estão frequentemente associados de forma significativa à dor articular, ao ruído articular e ao bloqueio articular.

Estudos encontraram bruxismo em 87,5% dos pacientes com deslocamento de disco e dor articular. A associação entre bruxismo e sintomas de DTM baseia-se na teoria segundo a qual o uso excessivo e repetido da ATM determina anormalidades funcionais. O bruxismo está mais frequentemente associado a disfunções musculares e menos associado a disfunções articulares, como o deslocamento do disco. Esta parafunção pode resultar na remodelação do osso condilar e na degradação da cartilagem articular e pode contribuir para o desenvolvimento de osteoartrite da ATM.

A prevalência do bruxismo é relatada como sendo de 20% entre a população adulta, semelhante à frequência da doença entre as crianças. Num estudo realizado em Boston e baseado no relato dos pais, Cheifetz et al. relataram uma frequência de 38% de bruxismo em crianças. Apenas 5% delas apresentavam sinais de DTM. A maior incidência de bruxismo ocorre na faixa etária de 20 a 50 anos e depois diminui gradualmente. Magnusson et al. realizaram um estudo longitudinal num grupo de 420 indivíduos durante um período de 20 anos, relatando uma correlação significativa entre bruxismo e DTM.

Huang et al. avaliaram um grupo de pacientes com diagnóstico de dor miofascial (n=97), artralgia (n=20) e dor miofascial e artralgia combinadas (n=157), identificando uma forte correlação entre o hábito de cerrar os dentes e a presença de dor miofascial (OR=4,8)[3].

## 6. Hiperlaxidade articular e hipermobilidade articular

A relação entre hipermobilidade e DTM também tem sido estudada. Alguns autores relataram não haver associação entre DTM e hiperlaxidade sistémica ou entre mobilidade da ATM e hipermobilidade sistémica, enquanto outros encontraram uma relação positiva entre hipermobilidade articular generalizada e DTM [50]. Kavuncu et al. avaliaram o risco de DTM em pacientes com hipermobilidade sistémica e hipermobilidade da ATM. Verificaram que tanto a hipermobilidade local como a geral foram mais frequentemente detectadas em pacientes com DTM do que nos controlos, e que o risco de disfunção da ATM era maior se o paciente apresentasse ambas as alterações simultaneamente.

Esses dados são consistentes com os resultados do estudo realizado por Coster et al., que examinaram 31 indivíduos com síndrome de Ehler-Danlos, todos eles apresentando sinais e sintomas de DTM com subluxações condilares recorrentes. Esses resultados contrastam com os apresentados por Conti et al. comparando um grupo de 60 pacientes com sintomas de DTM com um grupo de 60 pacientes assintomáticos. Não houve associação entre DTM e hiperlaxidade sistémica e entre hiperlaxidade da DTM e hiperlaxidade sistémica[3].

## 7. Factores hereditários

Michalowicz et al. avaliaram a hipótese de que os sinais e sintomas de DTM podem ser hereditários. Recolheram informação através de questionários de 494 gémeos monozigóticos e dizigóticos. Os gémeos monozigóticos não apresentaram semelhanças significativas com os gémeos dizigóticos, e os gémeos monozigóticos que cresceram juntos apresentaram caraterísticas semelhantes quando comparados entre si. Os autores concluem que os fatores genéticos e o ambiente familiar não exercem efeito relevante sobre a presença de sintomas e sinais da ATM[3].

# CAPÍTULO 3 : SINAIS E SINTOMAS DE PERTURBAÇÕES TEMPOROMANDIBULARES

O sintoma mais comum de qualquer doença artrítica da ATM é a dor nas articulações. A dor tem origem nos tecidos moles à volta da articulação afetada e nos músculos mastigatórios que estão em espasmo reflexo protetor, de acordo com a lei de Hilton. Este princípio ortopédico afirma que os nervos que inervam uma articulação também inervam os músculos que movem essa articulação e a pele sobrejacente. Este reflexo fisiológico de autopreservação protege uma articulação lesionada ou patologicamente afetada, fazendo com que a musculatura circundante se contraia de forma flexível em resposta a uma lesão ou patologia intra-articular, protegendo-a assim de mais danos. A dor também pode ter origem no osso subcondral que está a ser destruído em resultado do processo artrítico.

Outros sinais e sintomas comuns e significativos da artrite da ATM são a perda da função articular ou anquilose tardia, instabilidade articular e deformidade facial devido à perda da dimensão vertical posterior da mandíbula, uma vez que a osteólise patológica diminui a altura do côndilo e do processo condiloide, resultando em apertognatia[1].

## Dor

Certamente, a queixa mais comum dos doentes com perturbações dos músculos mastigatórios é a dor muscular, que pode variar de uma ligeira sensibilidade a um desconforto extremo. A dor sentida no tecido muscular é designada por mialgia, que pode surgir devido ao aumento do nível de utilização muscular. Os sintomas estão frequentemente associados a uma sensação de fadiga e de tensão muscular. No entanto, as dores musculares são muito mais complexas do que o simples uso excessivo e a fadiga. De facto, a dor muscular associada à maioria das DTMs não parece estar fortemente correlacionada com o aumento da atividade, como o espasmo.

A gravidade da dor muscular está diretamente relacionada com a atividade funcional do músculo envolvido. Por conseguinte, os doentes referem frequentemente que a dor afecta a sua atividade funcional.

Outro sintoma muito comum associado à dor nos músculos mastigatórios é a dor de cabeça[1].

**Disfunção:**

A disfunção é um sintoma clínico comum associado aos distúrbios dos músculos mastigatórios. Normalmente, é vista como uma diminuição da amplitude do movimento mandibular. Quando os tecidos musculares estão comprometidos pelo uso excessivo, qualquer contração ou alongamento aumenta a dor. Assim, para manter o conforto, o doente restringe o movimento dentro de uma amplitude que não aumente os níveis de dor. Clinicamente, isto é visto como uma incapacidade de abrir amplamente. A restrição pode ocorrer em qualquer grau de abertura, dependendo de onde o desconforto é sentido. Nalgumas doenças músculo-esqueléticas, o doente pode abrir lentamente a boca, mas a dor continua presente e pode mesmo agravar-se.

A má oclusão aguda é outro tipo de disfunção. A má oclusão aguda refere-se a qualquer alteração súbita na condição oclusal que tenha sido criada por uma perturbação.

Existem pelo menos cinco tipos diferentes e é importante saber distingui-los porque o tratamento de cada um é bastante diferente. Os cinco tipos são a co-contração protetora (imobilização muscular), a mialgia local, a dor miofascial (ponto de gatilho), o mioespasmo e a mialgia crónica mediada centralmente.

Uma sexta condição conhecida como fibromialgia também precisa de ser discutida. As primeiras três condições (co-contração protetora, mialgia local e dor miofascial) são frequentemente observadas no consultório dentário. O mioespasmo e a mialgia crónica mediada centralmente são menos frequentemente observados. Muitos destes distúrbios musculares ocorrem e resolvem-se num período de tempo relativamente curto. Quando estas condições não são resolvidas, podem resultar perturbações de dor mais crónicas[1].

**Factores de perpetuação**

Existem certas condições ou factores que, quando presentes, podem prolongar o estado de dor muscular. Estes factores são conhecidos como factores de perpetuação e podem ser divididos entre os de origem local e os de origem sistémica.

**Factores de perpetuação locais**

1. **A causa prolongada:** Se o médico não conseguir eliminar a causa de uma doença mialgica aguda, é provável que se desenvolva uma doença mais crónica.
2. **Causa recorrente**: Se o doente tiver episódios recorrentes da mesma etiologia que produziu uma perturbação mialgica aguda com períodos mínimos de alívio, é provável que a perturbação progrida para uma condição mais crónica (ou seja, bruxismo, traumatismos repetidos, stressores emocionais repetidos, etc.).
3. **Má gestão terapêutica:** Quando um doente é tratado incorretamente para uma doença mialgica aguda, os sintomas não desaparecem rapidamente. Isto pode levar a uma doença mais crónica.

**Factores sistémicos de perpetuação**

Stress emocional contínuo

Uma desregulação do sistema inibitório descendente

Perturbações do sono

Comportamento aprendido

Ganho secundário

Depressão[1].

# CAPÍTULO 4 : DIAGNÓSTICO DAS ARTICULAÇÕES TEMPOROMANDIBULARES

O diagnóstico de DTM baseia-se em grande parte na história e nos achados do exame físico. Os sintomas de DTM estão frequentemente associados ao movimento da mandíbula (por exemplo, abrir e fechar a boca, mastigar) e à dor na região pré-auricular, masseter ou têmpora. Deve suspeitar-se de outra fonte de dor orofacial se a dor não for afetada pelo movimento da mandíbula. Sons adventícios da mandíbula (por exemplo, estalidos, estalidos, rangidos, crepitação) podem ocorrer com a DTM, mas também ocorrem em até 50% dos pacientes assintomáticos[4].

Um grande estudo retrospetivo (n = 4.528) realizado por um único examinador ao longo de 25 anos observou que os sinais e sintomas mais comuns eram dor facial (96%), desconforto auricular (82%), dor de cabeça (79%) e desconforto ou disfunção dos maxilares (75%). Outros sintomas podem incluir tonturas ou dores no pescoço, olhos, braços ou costas. A DTM crónica é definida por dor com mais de três meses de duração.

Os achados do exame físico que apoiam o diagnóstico de DTM podem incluir - mas não se limitam a - movimento mandibular anormal, diminuição da amplitude de movimento, sensibilidade dos músculos mastigatórios, dor com carga dinâmica, sinais de bruxismo e sensibilidade muscular no pescoço ou no ombro. Os médicos devem avaliar a má oclusão (por exemplo, edentulismo adquirido, assimetrias hemifaciais, reabilitação oclusal restauradora), que pode contribuir para a manifestação de DTM. As anomalias dos nervos cranianos não devem ser atribuídas a DTM. Um estalido, crepitação ou bloqueio da ATM pode acompanhar a disfunção articular. Um único clique durante a abertura da boca pode estar associado a um deslocamento anterior do disco. Um segundo clique durante o fecho da boca resulta na recaptura do disco deslocado; esta condição é referida como deslocação do disco com redução. Quando a deslocação do disco progride e o doente é incapaz de abrir completamente a boca (ou seja, o disco está a bloquear a translação do côndilo), esta condição é referida como bloqueio fechado. A crepitação está relacionada com a rutura da superfície articular, que ocorre frequentemente em pacientes com osteoartrite[4].

A sensibilidade reprodutível à palpação da ATM é sugestiva de desarranjo intra-articular. A sensibilidade dos músculos masseter, temporal e dos músculos circundantes do pescoço pode distinguir mialgia, pontos de gatilho miofasciais ou síndrome de dor referida. O desvio da mandíbula para o lado afetado durante a abertura da boca pode indicar uma deslocação anterior do disco articular.

## IMAGENS

A imagiologia pode auxiliar no diagnóstico de DTM quando os achados da história e do exame físico são equívocos.16 Embora pouco utilizadas, estão disponíveis múltiplas modalidades de imagiologia para obter informações adicionais sobre suspeitas de etiologia de DTM (eTabela B). O estudo inicial deve ser uma radiografia simples (transcraniana e transmaxilar) ou uma radiografia panorâmica. Nestes estudos são frequentemente visíveis fracturas agudas, luxações e doença articular degenerativa grave. A tomografia computorizada é superior à radiografia simples para a avaliação da morfologia óssea subtil. A ressonância magnética é a modalidade ideal para uma avaliação abrangente da articulação em pacientes com sinais e sintomas de DTM. Embora exista uma correlação de 78% a 95% entre os achados da ressonância magnética e a morfologia articular em pacientes sintomáticos, os achados falso-positivos ocorrem em 20% a 34% dos pacientes assintomáticos. A ressonância magnética é normalmente reservada para os doentes com sintomas persistentes, para aqueles em que a terapêutica conservadora foi ineficaz, ou para aqueles com suspeita de desarranjo interno da articulação. A ultrassonografia é uma técnica não invasiva, dinâmica e de baixo custo para diagnosticar o desarranjo interno da ATM quando a ressonância magnética não está prontamente disponível[4].

## INJECÇÕES DE DIAGNÓSTICO

As injecções de anestésico local nos pontos de gatilho que envolvem os músculos da mastigação podem ser um auxiliar de diagnóstico para distinguir a origem da dor na mandíbula. Este procedimento deve ser efectuado apenas por médicos e dentistas com experiência na anestesia da região do nervo auriculotemporal. Quando realizado corretamente, as taxas de complicações são baixas. A persistência da dor após o bloqueio adequado do nervo deve alertar o clínico para reavaliar os sintomas da DTM e considerar um diagnóstico alternativo[4].

## eTable B. Adjunctive Imaging for Temporomandibular Disorders

| *Condition* | *Transcranial or transmaxillary radiography** | *Panoramic radiography* | *Computed tomography* | *Magnetic resonance imaging* |
|---|---|---|---|---|
| Arthritides | + | + | ++ | +++ |
| Bony pathology | 0 | 0 | +++ | + |
| Disk position | 0 | 0 | + | +++ |
| Fractures or dislocations | + | ++ | +++ | ++ |
| Inflammatory conditions | 0 | 0 | + | +++ |
| Neoplasia | + | + | +++ | +++ |

*0 = no diagnostic value; + = occasionally useful; ++ = moderately useful; +++ = highly useful.*

**—The transcranial view is a lateral oblique projection directed parallel to the long axis of the condyle; in the transmaxillary view, the beam is directed perpendicular to the long axis of the condyle.*

*Adapted with permission from Rawlani S, Rawlani S, Motwani M, Degwekar S, Bhowte R, Baheti R. Imaging modality for temporomandibular joint disorder—a review.* J Datta Meghe Inst Med Sci University. *2010;5(2):127.*

# CAPÍTULO 5: CLASSIFICAÇÃO DAS PERTURBAÇÕES TEMPOROMANDIBULARES

**Distúrbios da articulação temporomandibular**

1) **Dores nas articulações**

- Artralgia
- Artrite

2) **Doenças das articulações**

- **Afecções discais**

- Deslocação do disco com redução
- Deslocação do disco com redução com bloqueio intermitente
- Deslocação do disco sem redução com abertura limitada
- Deslocação do disco sem redução sem abertura limitada

- **Perturbações de hipomobilidade, exceto perturbações do disco**

- Adesões/Aderência
- Anquilose

1) Fibroso
2) Osseo

- **Perturbações de hipermobilidade**

- Deslocações

Subluxação

Luxação

Doenças das articulações

- **Doença articular degenerativa**

- Osteoartrite
- Osteoartrose

- Artrites sistémicas
- Condilólise/ Reabsorção condilar idiopática
- Osteocondrose dissecante
- Osteonecrose
- Neoplasia
- Condromatose sinovial

**Fracturas**

Perturbações congénitas do desenvolvimento

- Aplasia
- Hipoplasia
- Hiperplasia

Distúrbios dos músculos mastigatórios

Dores musculares

- Mialgia

- Mialgia local
- Dores miofasciais
- Dor miofascial com referenciação

- Tendinite
- Miosite

- Espasmo

Contractura

Hipertrofia

Neoplasia

Perturbações do movimento

- Discinesia orofacial
- Distonia oromandibular

Dores nos músculos mastigatórios atribuídas a doenças sistémicas/ perturbações centrais

- Fibromialgia/dor generalizada

Distúrbios da dor de cabeça

Dor de cabeça atribuída a DTM

Estruturas associadas

Hiperplasia coronoide[2]

## Perturbações das dores articulares

### Artralgia

A artralgia refere-se à dor de origem articular afetada pelo movimento, função ou parafunção da mandíbula. É o segundo diagnóstico mais comum para a dor na ATM (a mialgia é o mais comum) e uma queixa comum apresentada por muitos pacientes que consultam cirurgiões maxilofaciais, dentistas e otologistas.

### Etiologia

A harmonia oclusal deve ser verificada para detetar um padrão de mordida anormal e uma má oclusão que possa aumentar a pressão condilar na fossa. Os pontos altos das restaurações e a posição anormal dos dentes que causam interferências oclusais durante a mastigação podem causar uma distribuição desigual do movimento e do stress entre duas articulações, provocando dor. Além disso, o desenvolvimento da dor está associado a hábitos de cerramento da mandíbula e ranger de dentes noturno, como sinais musculares de ansiedade.

**Achados clínicos**

A história é positiva para dor na mandíbula, têmpora, na frente da orelha ou na orelha com confirmação do examinador da localização da dor numa estrutura mastigatória nos últimos 30 dias e dor alterada com o movimento da mandíbula, função ou parafunção.

A dor na articulação está relacionada com o movimento e, por isso, o desconforto pode ocorrer com a abertura extrema da boca, ao mastigar alimentos, com o cerrar da mandíbula e o ranger dos dentes (bruxismo), e com o movimento mandibular durante a fala. Geralmente é unilateral, mas se for bilateral, é pior num lado do que no outro.

A confirmação da localização da dor na zona da ATM inclui pelo menos um dos seguintes testes:

- Palpação do pólo lateral (0,5 kg de pressão) ou à volta do pólo lateral (1,0 kg de pressão).
- Abertura máxima não assistida ou assistida, movimentos laterais à direita ou à esquerda, ou movimentos protrusivos[2].

**Gestão**

O tratamento inclui medicação, correção oclusal e mecânica e, finalmente, artroplastia.

Os medicamentos úteis incluem os medicamentos que modificam o estado psíquico, nomeadamente os tranquilizantes como o meprobamato, o cloridrato de clordiazepóxido ou os antidepressivos como o diazepam, prescritos em conjunto com relaxantes musculares.

As correcções oclusais são feitas para remover interferências, caso existam, durante a mastigação normal. Para além de melhorar a oclusão, pode ser utilizado um aparelho de plano de mordida para distrair as superfícies oclusais, permitir o deslizamento mandibular sem interferência da dentição maxilar e, consequentemente, aliviar as forças de pressão na ATM.

A artroplastia está reservada para os doentes que não obtêm alívio com medicação e equilíbrio oclusal[2].

**Artrite**

A artrite é diagnosticada quando a ATM é sensível à palpação (como na artralgia), mas a ATM também apresenta caraterísticas clínicas de inflamação ou infeção, por exemplo, edema, eritema e/ou aumento da temperatura. Pode surgir em associação com traumatismo. Os sintomas associados podem incluir alterações oclusais, como mordida aberta posterior ipsilateral, se o inchaço intra-articular estiver presente unilateralmente. Com esta condição localizada, não deve haver história de doença inflamatória sistémica.

Estas artrites da ATM dividem-se em tipos de inflamação baixa e alta.

**1) Artrite pouco inflamatória**

- Artrite traumática
- Artrite degenerativa

- Osteoartrite
- Osteoartrose[2]

**2) Artrite altamente inflamatória**

**Artrite inflamatória**

- Artrite reumatoide (AR)
- AR juvenil
- Artrite psoriática
- Espondilite anquilosante
- Síndrome de Reiter

**Artrite infecciosa**

- Artrite gonocócica
- Artrite sifilítica
- Artrite tuberculosa
- Artrite associada à doença de Lyme

**Artrite metabólica**

- Gota
- Pseudogota

**Artrite traumática**

Frequentemente, a artrite ocorre secundária a traumatismos agudos ou crónicos, sendo que a maioria dos casos refere antecedentes de lesões por efeito de chicote em acidentes de viação. Devido às sequelas crónicas, deve ser feita uma análise cuidada logo após as lesões, de forma a perceber o estado patológico intra-articular e aproveitar as opções terapêuticas[2].

• **Traumatismos ligeiros - Compressão - corte do** tecido retrodiscal; deslocação do disco.

• **Traumatismo moderado-Danos** no revestimento sinovial → hemartrose +

resposta inflamatória → fibrose, aderências, anquilose fibrosa

(Anomalias de crescimento nas crianças).

- **Traumatismo grave - Danos** nas superfícies articulares - osso subcondral → Doença degenerativa

Achados clínicos Os doentes apresentam artralgia grave, tanto em repouso como durante os movimentos mandibulares, limitação da abertura da boca (menos de 20 mm), sensibilidade da articulação e hemorragia no espaço articular superior. Os doentes podem queixar-se de dor de cabeça persistente e, por vezes, de dor na região cervical com ou sem movimento.

Tratamento Os AINEs podem ser utilizados em doentes com síndrome pós-traumática, juntamente com aconselhamento e garantias para prevenir a síndrome pós-traumática. As restrições alimentares e a fisioterapia estão implicadas no tratamento conservador. A lise artroscópica, a lavagem, a sinovectomia e o desbridamento das aderências fibrosas são outras modalidades de tratamento[2].

**Osteoartrite**

A osteoartrite (OA), classificada como uma doença articular degenerativa, é uma condição artrítica de baixa inflamação, primária ou secundária a traumatismos ou outras situações de sobrecarga aguda ou crónica, caracterizada pela deterioração e abrasão do tecido articular que se torna mole, desgastado ou adelgaçado e que resulta na eburnação do osso subcondilar ou no crescimento de osteófitos marginais devido à sobrecarga do mecanismo de remodelação[2].

**Achados clínicos**

A OA que afecta a ATM não é invulgar e é mais frequente no sexo feminino, acima dos 40 anos de idade. A causa mais comum de OA da ATM é a sobrecarga das estruturas articulares, seguida de lesões traumáticas e stress físico. Quando a causa exacta da osteoartrite pode ser identificada como traumatismo, hipermobilidade ou desarranjo interno e é observada na população mais idosa, a condição é referida como osteoartrite secundária.

Quando a causa da condição artrítica é idiopática ou associada ao desgaste e é observada na população mais jovem, é designada por **osteoartrite primária.**

A osteoartrite da ATM tem um início gradual. A história do paciente é positiva para ruídos articulares presentes com o movimento ou função da mandíbula nos últimos 30 dias e para ruídos relatados durante o exame. As queixas comuns incluem dor articular unilateral que é agravada pelo movimento mandibular e piora no final da tarde ou à noite. Os efeitos excitatórios centrais secundários estão frequentemente presentes. O exame é positivo para crepitação detectada com palpação durante pelo menos uma das seguintes situações: abertura máxima sem assistência, abertura máxima assistida, movimentos laterais direitos ou esquerdos, ou movimentos protrusivos. Os achados habituais incluem também sensibilidade na articulação e nos músculos associados, limitação da abertura mandibular, inchaço palpável na articulação e aumento da dor aquando da palpação lateral do côndilo ou da carga manual da articulação[2].

**Gestão**

O tratamento depende da sua gravidade. O objetivo principal é eliminar o fator causal, pelo que se tenta reduzir a carga funcional. A terapia com aparelhos de posicionamento pode ser utilizada para corrigir a relação côndilo-disco e os aparelhos de estabilização podem ser utilizados para corrigir os músculos hiperactivos. Os hábitos parafuncionais devem ser tomados em consideração e desencorajados. As várias opções de tratamento incluem modalidades nãoinvasivas (medicamentos), modalidades minimamente invasivas (injecções intra-articulares, artrocentese, cirurgia artroscópica), modalidades cirúrgicas invasivas (procedimentos ósseos e articulares, hemiartroplastia autógena/alógena) e procedimentos de salvamento (reconstrução total da articulação)[2].

Classificação da osteoartrite

| Stage | Symptoms | Signs | Imaging | Management options |
|---|---|---|---|---|
| I<br>Early disease | Joint/muscle pain<br>Limited function<br>Crepitus | Little or no occlusal or facial aesthetic changes | Mild to moderate erosive changes of condyle/fossa/ eminence | Non-invasive (1°)<br>Minimally invasive (2°) |
| II<br>Arrested disease | Little or no joint pain<br>Muscle pain<br>Some joint dysfunction<br>Crepitus | Class II malocclusion<br>Apertognathia | Flattened condyle/eminence | Bone and joint (1°)<br>Salvage (2°) |
| III<br>Advanced disease | Joint/muscle pain<br>Loss of function<br>± Crepitus<br>Progressive retrognathia | High-angle class II malocclusion<br>Apertognathia<br>Developing fibrosis/ ankylosis | Gross erosive changes<br>Loss of condyle and eminence height<br>Ankylosis<br>Hypertrophy of coronoid | Salvage (1°) |

**Osteoartrose**

A osteoartrose é uma doença multifatorial associada à sobrecarga da ATM. Embora seja sinónimo de osteoartrite na literatura médica ortopédica, na literatura dentária sobre a ATM foi recentemente identificada como uma doença degenerativa crónica de baixa inflamação, com perda progressiva da cartilagem articular na ATM, resultante de um desequilíbrio entre os processos reparadores e degradativos predominantemente controlados pelos condrócitos. Tal como na osteoartrite, a causa da osteoartrose é a sobrecarga da articulação. Quando a carga articular é ligeira, o corpo tenta adaptar-se através da remodelação óssea.

Se as exigências funcionais excederem a capacidade de adaptação, começa a osteoartrose. Uma vez que o processo de adaptação tenha atingido as exigências funcionais, a osteoartrose mantém-se[2].

O doente apresenta-se geralmente sem sintomas. A história pregressa pode revelar um período de tempo em que os sintomas estavam presentes (osteoartrite) que só pode ser confirmado através de radiografias. A crepitação é um achado comum. Na ausência de sintomas clínicos como dores articulares, o tratamento desta artrite está contraindicado. O único tratamento que pode ter de ser considerado é se as alterações ósseas no côndilo forem suficientemente significativas para alterar a condição oclusal e, nesses casos, pode ser necessário considerar a terapia dentária.

**Artrite reumatoide**

A artrite reumatoide (AR) é uma doença crónica não supurativa de etiologia desconhecida que afecta principalmente as estruturas articulares, tais como a membrana sinovial, a cápsula, o tendão, a bainha e os ligamentos e, secundariamente, envolve as cartilagens articulares e o osso subcondral. Acredita-se que a inflamação das membranas sinoviais se estende aos tecidos conjuntivos circundantes e às superfícies articulares (esta proliferação fibroblástica reactiva carregada de macrófagos da sinóvia que se estende à superfície da articulação é designada por pannus), que se tornam então espessadas e sensíveis. As células da membrana sinovial exprimem enzimas que provocam a destruição da superfície articular, conduzindo eventualmente a uma anquilose fibrosa[2].

Achados clínicos A AR é uma doença poliarticular, com um pico de início aos 40-60 anos de idade e uma ligeira predileção pelo sexo feminino. A perda de peso sistémica, a febre e a fadiga são a primeira apresentação dos doentes com AR, que frequentemente manifestam exacerbações e remissões episódicas crónicas. Para garantir a uniformidade dos estudos de investigação e epidemiológicos, o Colégio Americano de Reumatologia desenvolveu critérios de classificação para a AR que são apresentados na tabela.

1. Morning stiffness (in/around joints, at least 1 hour before maximal improvement)
2. Arthritis (swelling) of 3 or more joint areas (observed by a physician)
3. Symmetric arthritis (swelling, NOT bony overgrowth)
4. Arthritis of hand joints (wrists, MCPs, or PIPs)
5. Rheumatoid nodules
6. Rheumatoid factor (serum)
7. Radiographic changes (erosions and/or periarticular osteopenia in hand/wrist joints)

Requirements
- ≥ 4 of the above 7 criteria
- Criteria 1–4 must have been present for at least 6 weeks.

O envolvimento clínico da ATM encontra-se em 4-80% dos doentes com AR, é geralmente bilateral em 34% a 75% desses doentes e a ATM pode não ser a primeira articulação a ser afetada. O sintoma clínico mais comum do envolvimento da ATM é uma dor pré-auricular profunda e surda durante a função, que pode ser referida à região temporal e ao ângulo da mandíbula. Outras caraterísticas incluem inchaço, sensibilidade muscular com diminuição da força de mordida, limitação da amplitude de movimento, crepitação ou estalido e rigidez matinal da articulação. Nas fases mais avançadas, a degenerescência da membrana sinovial, a reabsorção do osso condilar e a formação de tecido cicatricial entre as superfícies articulares e no interior da cápsula podem conduzir a uma incapacidade grave.

Nas crianças, pode ocorrer um atraso no crescimento mandibular, causando deformidade facial e, por vezes, anquilose. Uma caraterística da AR avançada da ATM é o desenvolvimento de uma má oclusão progressiva de classe II e de uma deformidade de mordida aberta anterior, com comprometimento da mastigação e da fonação. Esta deformidade é causada pela perda da altura normal do ramo secundária à destruição dos côndilos mandibulares[2].

Com base nos resultados da RM, Kretapirom et al. classificaram quatro tipos de alterações ósseas no côndilo

- Tipo I: Intensidade de sinal anormal da medula óssea do côndilo sem erosão ou reabsorção.
- Tipo II: Erosão superficial do córtex condilar.
- Tipo III: reabsorção óssea que se estende até metade da cabeça do côndilo.
- Tipo IV: reabsorção óssea envolvendo mais de metade da cabeça do côndilo.

**Gestão**

Controlo da doença através de AINEs, esteróides de curta duração, dieta leve, fisioterapia, medicamentos imunossupressores (encaminhamento para reumatologia) e controlo da deformidade estrutural através de cirurgia ortognática e da ATM.

**Artrite idiopática juvenil**

A artrite idiopática juvenil (AIJ ou AR juvenil ou doença de Still) é uma doença reumática da infância que se apresenta sem sintomas ou com sintomas muito ligeiros na maioria dos casos. Assim, é importante fazer o rastreio de sintomas ou sinais clínicos, como dor ao mastigar, estalidos na ATM ou o facto de a criança evitar alimentos mastigáveis.

A AIJ começa antes dos 16 anos de idade, com 87% de envolvimento da ATM (a ATM pode ser a única articulação envolvida na AIJ). Os achados iniciais podem ser a limitação da amplitude de movimento e a assimetria da mandíbula devido a um crescimento craniofacial anormal. O envolvimento bilateral da ATM pode resultar em má oclusão progressiva de Classe II e apertognatia devido à perda de altura ramal secundária à destruição do côndilo (deformidade em "cara de pássaro") e anquilose posterior. Além disso, a condição pode interferir com a higiene oral adequada, levando a cáries dentárias.

**Artrite psoriática**

A psoríase é uma doença de pele crónica, frequentemente pruriginosa. Cerca de 5-10% da população psoriática apresenta artrite psoriática (AP), que é diagnosticada com base na tríade psoríase, poliartrite erosiva radiológica e um teste serológico negativo para o fator reumatoide. Esta distinção da artrite reumatoide é ainda marcada pela ocorrência simultânea de manifestações articulares e cutâneas em muitos casos, por aparências radiológicas caraterísticas e pela ausência de nódulos subcutâneos. Também se observa uma predisposição genética e uma associação HLA.

***Achados clínicos***

A AP ocorre geralmente entre a terceira e a quarta década de vida, com uma ligeira predileção pelo sexo masculino. Com base na presença de diferentes caraterísticas clínicas, são reconhecidos quatro padrões distintos de AP:

- Artrite que afecta principalmente as articulações interfalângicas distais.
- Artrite grave que afecta uma ou várias articulações, com destruição óssea generalizada e anquilose.
- Poliartrite seronegativa que pode ser difícil de distinguir da AR seronegativa.
- Artrite que se caracteriza pela presença de espondilite e envolvimento das articulações periféricas e pela presença do antigénio HLA-B27[2].

Os sinais e sintomas da doença da ATM incluem o desvio da mandíbula da linha média durante os movimentos de abertura e fecho, limitação da abertura, rigidez subjectiva da articulação, crepitação da articulação à palpação, estalido audível ou palpável da articulação detectado objetivamente, estalido subjetivo da articulação, dor na própria articulação, dor referida ou sensibilidade da articulação ao morder ou mastigar, sensibilidade da articulação, da cápsula articular ou dos músculos da mastigação detectada

**Gestão**

O principal objetivo do tratamento da AP que afecta a ATM é o alívio da dor, juntamente com o aconselhamento e a tranquilização, realçando a natureza benigna da doença. Na fase inicial, recomenda-se o repouso e a utilização de AINEs. Outras modalidades de tratamento incluem fisioterapia, esteróides (tópicos/sistémicos) e substituição cirúrgica da articulação.

**Espondilite anquilosante**

A espondilite anquilosante (EA, espondilite seronegativa, doença de Bechterew, doença de Marie-Strumpell) é uma doença inflamatória crónica que afecta predominantemente o esqueleto axial, embora o envolvimento das articulações periféricas possa ser uma caraterística importante. As articulações periféricas afectadas incluem as ancas, os ombros, os joelhos, as mãos, os pulsos e a ATM (observada em fases mais avançadas com uma frequência de 11% a 35%) [53] A

EA é quase 10 vezes mais comum em doentes do sexo masculino, com uma idade de início entre a primeira e a quarta décadas de vida, e está associada aos antigénios HLA-B27.

***Achados clínicos***

A deformidade em flexão do pescoço e a rigidez fixa da coluna cervical são a apresentação mais comum, sendo a subluxação atlanto-axial observada em poucos doentes. A EA provoca alterações posturais debilitantes com a projeção da cabeça para a frente. Quando a EA afecta a coluna vertebral, o doente queixa-se de dores e rigidez nas costas durante a manhã, que geralmente aumentam durante o exercício e os movimentos. Nas fases mais avançadas, pode ocorrer lordose lombar e cifose lombar, com dor em qualquer mudança de postura. Também foi relatada dor no calcanhar e dor plantar[2].

O envolvimento da ATM na EA dá origem a poucos sintomas graves até que ocorra uma restrição grosseira do movimento da mandíbula, em contraste com a dor aguda e a sensibilidade que ocorrem na artrite reumatoide, que normalmente se resolve espontaneamente e só raramente dá origem a uma restrição permanente da abertura da mandíbula. O envolvimento assintomático ou unilateral é observado em quase metade dos doentes. A dor, a rigidez e a limitação da abertura da boca são os sintomas comuns da EA na ATM. Os sons de clique não são comuns nesta doença.

***O tratamento*** inclui AINEs, fisioterapia, esteróides, medicamentos modificadores da doença.

**Síndrome de Reiter**

A síndrome de Reiter é uma tríade de artrite (não consegue trepar), conjuntivite/uveíte (não consegue ver) e uretrite (não consegue urinar) que ocorre como uma doença reactiva no espaço de 2-6 semanas após um episódio de infeção geniturinária (clamídia, gonorreia) ou gastrointestinal (Salmonella, Shigella).

### *Achados clínicos*

A síndrome de Reiter tem uma predominância masculina, é de início agudo e está associada a lesões oculares inflamatórias, balanite, úlceras orais e queratodermatite. Um doente com síndrome de Reiter clássico apresenta um joelho inchado ou uma articulação interfalângica inchada com ou sem tendinite de Aquiles. Pode haver inchaço difuso dos dedos das mãos e dos pés (dedos em salsicha). Também pode estar associada dor lombar baixa com envolvimento das articulações SI, tornando por vezes difícil distingui-la da espondilite anquilosante. Quando a ATM é afetada, são evidentes sintomas como sensibilidade, eritema e calor sobre a articulação, que geralmente têm um início agudo e uma apresentação assimétrica.

### *Tratamento*

O tratamento da síndrome de Reiter envolve medicamentos anti-inflamatórios e injecções de esteróides intra-articulares, bem como fisioterapia. Os esteróides orais sistémicos demonstraram ter um benefício mínimo. Os esteróides tópicos são utilizados para as lesões cutâneas e também recomendados para a conjuntivite[2].

## **Artrite séptica (infecciosa)**

A artrite séptica da ATM é uma doença rara, raramente relatada, observada exclusivamente em adultos. Foi relatada uma taxa de mortalidade de 12% para casos de artrite séptica em articulações de todo o corpo, e observa-se uma hipofunção significativa da articulação afetada em até 75% dos casos. Sabe-se que a artrite séptica da ATM pode resultar numa morbilidade significativa se o diagnóstico for tardio

Os organismos causadores comuns da artrite séptica incluem Staphylococcus aureus, Neisseria, Haemophilus influenzae e Streptococci. O microrganismo causador atinge normalmente a articulação através de sementeira hematogénea, coloniza a membrana sinovial, produz uma resposta inflamatória aguda e atinge o líquido sinovial. As citocinas pró-inflamatórias são produzidas em resposta ao insulto bacteriano, intensificando a resposta inflamatória[2].

***Caraterísticas clínicas***

O envolvimento sistémico resulta em febre, erupção cutânea, mal-estar, linfadenopatia, hepatoesplenomegalia, pericardite, pleurite e artrite (dor intensa que não é aliviada pelo repouso). Os sinais e sintomas persistem geralmente durante duas semanas e podem regredir depois disso, dependendo da virulência. Na artrite séptica da ATM, as manifestações clínicas comuns são uma região pré-auricular eritematosa, quente e edemaciada, dor, trismo, linfadenopatia regional, má oclusão com mordida aberta posterior ipsilateral, limitação da abertura máxima da boca e desvio contralateral da mandíbula, que resulta do aumento do fluido articular que se apresenta como flutuação na região articular. Em casos crónicos, pode ocorrer anquilose da articulação, resultando numa assimetria facial e pode também causar a destruição completa do côndilo e do osso.

***Gestão***

O tratamento da artrite séptica da ATM inclui irrigação e drenagem, terapia antibiótica e repouso articular.

- Foram registados resultados positivos com a artrocentese, para irrigação e drenagem do espaço articular. Nos casos em que a infeção entra na articulação por disseminação local, é preferível uma incisão submandibular convencional.

- A terapêutica com antibióticos deve ser iniciada imediatamente após a aspiração do líquido articular. Durante a fase aguda da infeção, a articulação deve estar em repouso[2].

- O repouso articular ajuda a diminuir a quantidade de líquido sinovial e a resposta inflamatória e, por conseguinte, ajuda a minimizar os danos proteolíticos nas articulações. Normalmente, o repouso articular consiste numa dieta leve e numa restrição da amplitude de movimentos. Os exercícios articulares concebidos para ajudar o doente a abrir e a fechar a boca devem ser iniciados após a fase aguda da infeção.

**Artrite Metabólica**

Os dois principais tipos de artrite metabólica que afectam a ATM são a gota e a pseudogota, duas artropatias comuns induzidas por cristais.

Condilólise (Reabsorção Condilar Idiopática)

A condilólise é uma degeneração óssea idiopática rara, provavelmente uma desordem articular degenerativa grave associada a baixos níveis de estrogénio, que leva à perda de altura condilar e a uma mordida aberta anterior progressiva. Esta condição ocorre espontaneamente, geralmente bilateral, em adolescentes do sexo feminino, com ou sem a presença de dor ou ruídos articulares. As alterações oclusais dentárias podem ser positivas, nas fases iniciais. A sensibilidade e a especificidade não foram estabelecidas[2].

**Osteocondrose Dissecante**

A osteocondrite dissecante é uma doença de fisiopatologia pouco clara em que fragmentos de cartilagem articular e de osso se movem livremente no líquido sinovial ("ratos das articulações"). Ocorre geralmente no joelho e no cotovelo e está frequentemente relacionada com o desporto. Há relatos que descrevem esta condição na ATM, mas pouco se sabe sobre os sinais e sintomas. A sensibilidade e a especificidade não foram estabelecidas.

A história é positiva para artralgia, conforme definido anteriormente, e ruídos articulares com movimento mandibular ou inchaço. O exame é positivo para achados clínicos semelhantes aos operacionalizados para artralgia, ou crepitação detectada pelo examinador durante a palpação ou relatada pelo doente durante os movimentos mandibulares ou abertura máxima assistida mais sobreposição vertical <40 mm, ou inchaço à volta da articulação afetada. A TC/CBCT fornecerá resultados positivos para fragmentos osteocondrais soltos dentro da articulação. Os testes serológicos para doenças reumatológicas, incluindo artrites sistémicas, devem ser negativos[2].

**Osteonecrose**

A osteonecrose (necrose avascular/asséptica) é uma doença dolorosa que afecta o osso epifisário ou subarticular secundária à interrupção do fornecimento de sangue na ausência de oxigénio. As cabeças do fémur e a articulação da anca estão mais frequentemente envolvidas, para além do úmero e dos joelhos. A ATM raramente está envolvida e a doença é encontrada no côndilo mandibular na ressonância magnética como sinal diminuído em imagens ponderadas em T1 ou densidade de protões e em imagens ponderadas em T2 (padrão de esclerose) e pode ser combinada com sinal aumentado em imagens T2 (edema). A causa exacta da doença é desconhecida. Pode ocorrer em resultado de obliteração intraluminal ou extraluminal na medula óssea ou de traumatismo que conduza a lesão vascular direta.

A imagiologia simples nas fases iniciais não é útil. Para diagnosticar a osteonecrose, o doente deve preencher os critérios de artralgia definidos anteriormente e a imagiologia deve mostrar uma diminuição do sinal nas imagens de RM ponderadas em T1 ou de densidade protónica, podendo ser combinada com um aumento do sinal nas imagens ponderadas em T2. O osso esponjoso é mais afetado do que a superfície articular. Além disso, os testes laboratoriais confirmam resultados serológicos negativos para doença reumatológica. O exame histológico revela uma alteração semelhante a um quisto subcondilar.

**Neoplasia**

Uma neoplasia é um crescimento novo e muitas vezes descontrolado de tecido anormal, neste caso surgindo ou envolvendo a ATM ou estruturas de suporte. Os tumores da ATM são

raros, podem ser malignos ou benignos e apresentam sintomas semelhantes aos das doenças intra-articulares. Ocasionalmente, também foram registados tumores metastáticos.

Os tumores da ATM podem ter origem no côndilo, no osso, na cartilagem articular ou na cápsula articular e incluem osteocondroma, condroma, condroblastoma, condromatose sinovial, osteoma, osteoma osteoide, osteoblastoma, tumor de células gigantes, hemangioma, lipoma, fibroma ossificante, sinovite vilonodular pigmentada e mixoma justa-articular

Os sintomas de apresentação incluem redução da abertura bucal, que é progressiva, dor articular, má oclusão, inchaço na região da ATM, reações cutâneas na região da ATM, linfadenopatia e crepitação. Se o côndilo estiver envolvido, é frequente o desenvolvimento de assimetria facial com desvio da linha média, como ocorre na hiperplasia condilar[2].

**Anquilose da articulação temporomandibular:**

A anquilose é também designada coloquialmente como uma articulação fundida ou uma articulação rígida. A anquilose da articulação temporomandibular (ATM) ou anquilose craniomandibular é caracterizada pela formação de uma massa fibrosa ou óssea, que substitui a arquitetura normal da articulação . A qualidade de vida destes doentes é grandemente afetada devido à deformação da face e à redução da função da mandíbula que afecta a fala, a mastigação e a deglutição, afectando assim a saúde geral do doente.

A anquilose da ATM pode resultar de uma variedade de factores etiológicos que afectam a articulação e as estruturas circundantes. Pode ser classificada pela localização (intra/extra-articular), tipo de tecido envolvido (ósseo/fibroso/fibro-ósseo) e extensão da fusão (completa/incompleta)[2].

Etiologia da anquilose

| ETIOLOGY | CONDITION |
|---|---|
| Trauma | Forceps delivery during birth<br>Condylar fracture |
| Infections | Otitis media<br>Osteomyelitis of mandible<br>Actinomycosis<br>Peri-articular abscess |
| Inflammation | Rheumatoid arthritis<br>Ankylosing spondylitis<br>Psoriatic arthritis<br>Poliomyelitis |
| Systemic disease | Tuberculosis<br>Gonorrhoea<br>Scarlet fever |
| Miscellaneous | Congenital<br>(Syndromes) |

## Classificação da anquilose da ATM

**1. Com base no local anatómico da fusão/união**

**(Classificação de Kazanjian)**

Anquilose intra-articular/verdadeira

Anquilose extra-articular/falsa

Anquilose justa-articular

**2. Com base no tipo de tecido**

Anquilose óssea

Anquilose fibrosa

Anquilose fibro-óssea

**3. Com base na parte envolvida**

Unilateral

Bilateral

4. **Com base na extensão da formação óssea - *classificação de* Topazian**

| **Stage** | **Extent of the ankylotic mass** |
|---|---|
| I | Ankylotic bone limited to condylar process |
| II | Ankylotic bone extending to the sigmoid notch |
| III | Ankylotic bone extending to the coronoid process |

5. **Classificação de Sawhney-Baseada em achados radiográficos e operatórios**

| TYPE | RADIOGRAPHIC APPEARENCE |
|---|---|
| I | Extensive fibrous adhesions around the joint. Condylar head is present without much distortion |
| II | Bony fusion at the outer edge of the articular surface, but no fusion within the medial area of the joint.<br>No involvement of sigmoid notch and coronoid process |
| III | Bony bridge between the mandible and the zygomatic arch.<br>Medially atrophic dislocated fragment of former condyle head can be found. Elongation of coronoid process |
| IV | Complete osseous block between ramus and skull base.<br>Normal TMJ anatomy is completely disrupted |

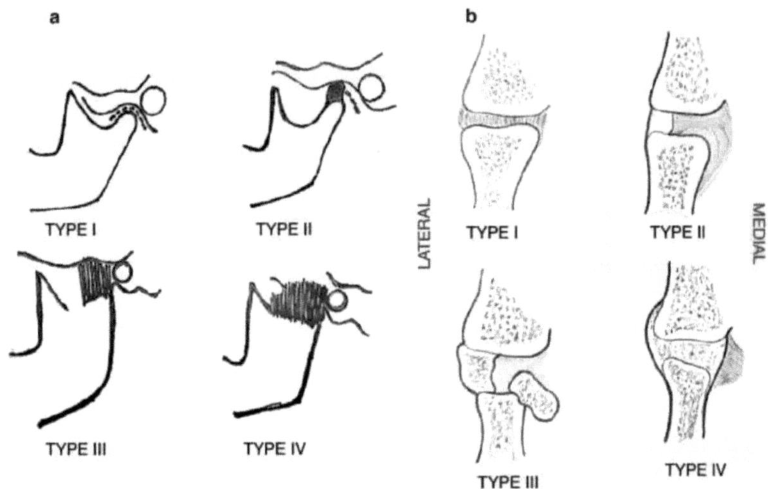


6. Classificação de Turlington-Durr da ossificação heterotópica na ATM

| GRADE | FEATURE |
|---|---|
| 0 | No bone islands visible |
| 1 | Islands of bone visible within the soft tissue around the joint |
| 2 | Peri-articular bone formation |
| 3 | Apparent bony ankylosis |

(Modificado da classificação da ossificação heterotópica nas ancas: Os graus 1, 2 e 3 subdividem-se em A-Assintomático, S-Sintomático)

7. Classificação radiográfica de El-Hakim et al.

| Class | Feature |
|---|---|
| I | Unilateral or bilateral fibrous ankylosis. The condyle and glenoid fossa retain their original shape. The maxillary artery is in normal anatomical relation to the ankylosed mass. |
| II | Unilateral or bilateral bony fusion between the condyle and the temporal bone. The maxillary artery lies in normal anatomical relation to the ankylosed mass. |
| III | The distance between maxillary artery and the medial pole of the mandibular condyle is less on the ankylosed than in the normal side or the maxillary artery runs within the ankylotic bony mass<br>This is best seen on coronal CT |
| IV | The ankylosed mass appear fused to the base of the skull. There is extensive bone formation, especially from the medial aspect of the condyle to the extent that the ankylosed bony mass is in close relationship to the vital structures at the base of the skull such as the pterygoid plates, the carotid and jugular foramina and foramen spinosum and no joint anatomy can be defined from the radiograph. This is best visualized on axial CT. |

8. Classificação radiográfica do Nono Hospital Popular de Xangai

| | |
|---|---|
| A1 | Fibrous ankylosis without bony fusion of the joint |
| A2 | Ankylosis with bony fusion on lateral side of the Joint. Residual condyle fragment is bigger than 0.5 of the medial condylar head |
| A3 | Similar to A2 but the residual condylar fragment is smaller than 0.5 of the condylar head |
| A4 | Ankylosis with complete bony fusion of the joint |

**Caraterísticas clínicas**

O desenvolvimento de anquilose da ATM na primeira infância leva a deformidades graves do desenvolvimento da face, ao passo que, se for de início na idade adulta, há menos ou nenhuma deformidade facial. As caraterísticas clínicas podem variar consoante o início e o lado envolvido. Todos os doentes apresentam geralmente uma higiene oral deficiente que conduz a múltiplos dentes cariados. A apresentação comum inclui uma abertura bucal reduzida ou inexistente, retrognatismo, micrognatismo, processo coronoide alongado, que é evidente na imagiologia, e apneia obstrutiva do sono (AOS). Normalmente, a dor nunca é uma caraterística de apresentação[2].

Caraterísticas clínicas que diferenciam a anquilose unilateral da bilateral

| Unilateral | Bilateral |
|---|---|
| Reduced or no mouth opening | Reduced or nil mouth opening |
| Facial asymmetry (fullness on affected side and flattening on unaffected side | Retrognathia, micrognathia (bird face deformity), convex facial profile |
| Occlusal canting evident/Ipsilateral maxillary growth may also get affected in growing patients which is restricted due to non growing mandibular opponent | No occlusal canting/Bilateral posterior maxillary downward growth will be hindered in growing patients |
| Shortened ramus height on ipsilateral or affected side | Shortened ramus height bilaterally |
| Prominent ante-gonial notch on ipsilateral or affected side | Prominent ante-gonial notch on both the sides |
| Class II angles malocclusion with unilateral cross bite present at the affected side | Class II angles malocclusion may be present bilaterally. Upper incisors may be protrusive with apparent anterior open bite |
| Deviation of the mandible to the affected side | Proclination of the lower anterior teeth |
| Elongated coronoid on the affected side or bilaterally (evident on imaging) | Elongated coronoids (evident on imaging) |

## Tratamento da anquilose da ATM

O tratamento da anquilose da ATM varia consoante a idade do doente e a escolha da reconstrução da articulação. Nos doentes pediátricos, estão presentes deformações de crescimento dos ossos faciais e distúrbios dentários/oclusais que devem ser tratados simultaneamente, envolvendo uma combinação de tratamento cirúrgico, ortodôntico e psicológico. Em adultos, ao contrário, a anquilose da ATM é geralmente causada por trauma, que raramente causa assimetria facial significativa ou alterações oclusais[2].

## Deslocamento do disco com redução

O diagnóstico de deslocação do disco com redução é feito quando o doente apresenta uma história de um clique ou estalido e este pode ser sentido quando o doente move a mandíbula. Quando o doente abre a boca, o côndilo desloca-se para a frente e passa para uma zona intermédia do disco (posição reduzida) que pode causar o estalido de abertura. À medida que a boca continua a abrir, o côndilo continua a deslocar-se para a frente com o disco e permanece na zona intermédia do disco. À medida que o doente fecha a boca, o côndilo retrocede e volta a mover-se sob a banda posterior para o tecido retrodiscal, o que pode causar novamente o clique ou estalido de fecho. À medida que a boca continua a fechar, o côndilo permanece no tecido retrodiscal. Se tanto o estalido de abertura como o de fecho estiverem presentes, o estalido de abertura ocorre numa abertura mais larga do que o estalido de fecho.

O significado da palavra "redução" aqui significa "voltar à sua posição normal". Na deslocação do disco com redução, o alinhamento do côndilo do disco volta ao seu alinhamento normal durante a abertura, uma vez que o côndilo se move sob a banda posterior e para a zona intermédia do disco.

A história é positiva para qualquer ruído(s) presente(s) com movimento ou função da mandíbula, ou relato do paciente de sons articulares durante o exame, nos últimos 30 dias. O exame é positivo para pelo menos um dos seguintes aspetos: Um ruído de clique, estalido ou estalido de abertura e fecho detectado com palpação durante, pelo menos, uma de três repetições de abertura e fecho do maxilar; um ruído de clique, estalido ou estalido de abertura ou fecho detectado com palpação durante, pelo menos, uma de três repetições de abertura e fecho e um ruído de clique, estalido e/ou estalido detectado com palpação durante, pelo menos, uma de três repetições de movimentos laterais esquerdos, laterais direitos ou protrusivos. Quando este diagnóstico tem de ser confirmado, os critérios de análise imagiológica, utilizando a RM da ATM, são positivos para ambos os seguintes aspectos: Na posição máxima intercuspídea, a banda posterior do disco está localizada anteriormente à posição 11:30, e a zona intermédia do disco é anterior ao côndilo e à eminência articular; na abertura total, a zona intermédia do disco está posicionada entre o côndilo e a eminência articular.

Uma vez que a vibração pode viajar através da mandíbula e ser percebida na ATM contralateral e confundir o paciente/praticante quanto à ATM que está a gerar o clique/pop, pode pedir-se ao paciente que comece em máxima intercuspidação e se mova lateralmente para um lado várias vezes e depois lateralmente para o outro lado várias vezes. O clique ou estalido é gerado durante a fase de translação, e o côndilo que estiver a transladar quando o ruído é gerado é geralmente a fonte do ruído.

O deslocamento do disco com redução geralmente não progride para o deslocamento do disco sem redução, a menos que o paciente tenha dor ou travamento intermitente. Se o ruído é a única queixa e não é um problema para o paciente, então é recomendado que o profissional não ofereça nenhuma terapia além da educação sobre como a ATM funciona e informe ao paciente que o ruído da ATM é semelhante a ruídos em outras articulações do corpo. Se o paciente desejar um tratamento para reduzir o ruído da ATM, então pode ser aconselhado o uso de um aparelho de estabilização durante a noite.

**Deslocamento do disco com redução com bloqueio intermitente.**

O diagnóstico de deslocamento discal com redução com travamento intermitente é feito quando o paciente tem um deslocamento discal com redução e relata que ocasionalmente a estrutura da ATM que normalmente causa o clique bloqueia o movimento do côndilo, não permitindo que a boca obtenha sua abertura normal. Esse bloqueio ocorre repentinamente, podendo durar de segundos a dias, e depois se solta subitamente. Quando a abertura limitada ocorre, pode ser necessária uma manobra para desbloquear a ATM[2].

A história é positiva para quaisquer ruídos presentes com o movimento ou função da mandíbula nos últimos 30 dias ou durante o próprio exame e relato de bloqueio intermitente com abertura limitada nos últimos 30 dias ou evidência de bloqueio intermitente durante o exame clínico. O exame é positivo para a deslocação do disco com redução, tal como definido acima. Quando é necessário confirmar este diagnóstico, os critérios de análise imagiológica são os mesmos que para a deslocação do disco com redução. Se ocorrer um bloqueio durante a imagiologia, será feito um diagnóstico baseado na imagiologia de deslocação do disco sem redução, sendo necessária a confirmação clínica da reversão para bloqueio intermitente. Se um clique estiver associado a um bloqueio intermitente, por medo, este pode evoluir para um bloqueio contínuo (deslocação do disco sem redução com abertura limitada). As terapias tradicionais para as DTM devem ser aplicadas para eliminar o travamento ou bloqueio intermitente e reduzir o potencial de evolução para um bloqueio contínuo[2].

**Deslocamento do disco sem redução com abertura limitada.**

O diagnóstico de deslocação do disco sem redução com abertura limitada (fechadura fechada) é feito quando um doente apresenta uma abertura limitada marcada, contínua e súbita (menos de 40 mm). Os próprios doentes estão normalmente conscientes de que a estrutura da ATM que normalmente causava o clique está agora a bloquear a obtenção da sua abertura normal. Podem também relatar que a sua ATM ficou presa nesse local ou que tiveram esse problema de forma intermitente (com duração de segundos a dias), que subitamente se libertou e lhes permitiu recuperar a sua abertura normal.

À medida que a boca abre, o côndilo roda primeiro e depois tenta transladar para a frente, mas o côndilo não consegue deslizar sob a banda posterior do disco para reduzir para a zona intermédia do disco. A translação é limitada pelo disco e, normalmente, o doente consegue abrir inicialmente apenas entre 20 e 30 mm. À medida que o doente tenta abrir mais, a translação do côndilo ipsilateral é limitada pelo disco, enquanto o côndilo contralateral se translada para além desse ponto, fazendo com que a porção anterior da mandíbula se desvie para o lado afetado. A história é positiva para bloqueio ou travamento da mandíbula, de modo a que esta não abra totalmente e a limitação da abertura da mandíbula seja suficientemente grave para interferir com a capacidade de comer[2].

O exame revela uma abertura máxima assistida (alongamento passivo) < 40 mm, incluindo a sobreposição incisal vertical. Quando este diagnóstico necessita de ser confirmado, os critérios de análise imagiológica, utilizando a RM da ATM, são positivos para ambos os seguintes aspectos: Na posição máxima intercuspídea, a banda posterior do disco está localizada anteriormente à posição 11:30, e a zona intermédia do disco é anterior ao côndilo e à eminência articular; na abertura total, a zona intermédia do disco está posicionada anteriormente ao côndilo. Uma abertura limitada marcada semelhante pode também ser observada numa doença muscular, mas a apresentação é de início gradual na doença muscular (horas a dias). Os doentes com um espasmo do pterigoide lateral apresentam frequentemente um início imediato de uma abertura limitada, na qual o côndilo ipsilateral é restringido na sua capacidade de translação (devido à incapacidade de contração do pterigoide lateral e não ao bloqueio da translação condilar pelo disco), imitando assim a deslocação do disco sem redução com abertura limitada. Para diferenciar essas duas apresentações semelhantes, os pacientes com deslocamento do disco sem redução com abertura limitada geralmente podem colocar os dentes em máxima intercuspidação sem dor, enquanto os pacientes com espasmo do pterigoide lateral geralmente relatam que não conseguem fechar ou têm dor significativa ao fechar em máxima intercuspidação[2].

**Deslocamento do disco sem redução sem abertura limitada**

Um diagnóstico de deslocação do disco sem redução sem abertura limitada é feito quando o doente tem uma história de abertura limitada de início súbito que aumentou gradualmente para 40 mm ou mais. Isto sugere que o doente teve uma deslocação do disco sem redução com abertura limitada e, ao longo do tempo, o tecido retrodiscal esticou e permitiu que o disco avançasse, permitindo assim que o côndilo se transladasse mais e que o doente abrisse mais.

Utilizando a RM como padrão de referência, a sensibilidade é de 0,54 e a especificidade é de 0,79. A história é a mesma que a definida para a deslocação do disco sem redução com abertura limitada. O exame revela uma abertura máxima assistida (alongamento passivo) > 40 mm, incluindo a sobreposição incisal vertical. Quando este diagnóstico tem de ser confirmado, os critérios de análise imagiológica são os mesmos que para a deslocação do disco sem redução com abertura limitada.

Sempre que o indivíduo tenta abrir para além da restrição, o côndilo é empurrado contra o lado posterior do disco, criando uma força de estiramento no tecido retrodiscal. Um impacto semelhante e repetido na parte posterior do disco estica suficientemente o tecido retrodiscal ao longo do tempo, permitindo que o disco se mova para a frente, de modo a que a translação e a abertura normais sejam eventualmente recuperadas. Esta transição pode ocorrer imediatamente ou prolongar-se por períodos de tempo variáveis, como dias ou anos. Alguns doentes podem passar por esta transição sem tratamento (alguns com um desconforto mínimo), enquanto outros procuram tratamento para a abertura que não está a aumentar progressivamente[2].

**Perturbações de hipermobilidade**

Os distúrbios de hipermobilidade incluem dois tipos de luxações da ATM em que o côndilo fica preso na frente da eminência articular, como resultado da eminência articular obstruir o movimento posterior da unidade disco-côndilo, o disco obstruir o movimento posterior do côndilo, ou uma combinação de ambos. Note-se que o côndilo é frequentemente anterior à eminência na abertura total da boca e, portanto, por si só não é um preditor de distúrbios de hipermobilidade. A duração da deslocação pode ser momentânea ou prolongada. Pode ocorrer dor no momento da deslocação com dor residual após o episódio[2].

**Subluxação (Deslocação parcial)**

Esta é uma condição que envolve o complexo disco-côndilo e a eminência articular. O diagnóstico de subluxação é feito quando, na posição de boca aberta, o complexo disco-côndilo está posicionado anteriormente à eminência articular e é incapaz de regressar à posição normal de boca fechada sem uma manobra manipulativa por parte do doente. Utilizando apenas a história, a sensibilidade é de 0,98 e a especificidade é de 1,00.

As causas de subluxação incluem a soltura da cápsula articular e dos ligamentos, observada em lesões por extensão excessiva, após procedimentos dentários que requerem uma abertura prolongada da boca ou bocejos excessivos, traumatismos extrínsecos (entubação, endoscopia) e doenças do tecido conjuntivo (síndrome de Ehlers-Danlos, síndrome de Marfan).

A história é positiva para travamento ou bloqueio da mandíbula numa posição de boca aberta, mesmo por um momento, de modo a que o doente não possa fechar a boca a partir da posição aberta nos últimos 30 dias e para a incapacidade de fechar a boca a partir da abertura ampla sem uma auto-manobra. Não são necessários quaisquer resultados de exame[2].

**Luxação (deslocação, bloqueio aberto)**

Esta é uma condição em que o complexo disco-côndilo está posicionado anteriormente à eminência articular e é incapaz de regressar à fossa sem uma manobra manipulativa específica por parte de um médico. Esta situação é também designada por bloqueio aberto.

A sensibilidade e a especificidade não foram estabelecidas. As causas da luxação incluem o afrouxamento capsular pós-traumático, a abertura prolongada da boca, a subluxação crónica, as perturbações convulsivas, o parkinsonismo, a discinesia tardia induzida por fármacos (neurolépticos como as fenotiazinas), defeitos na superfície óssea (eminência articular rasa) ou uma predisposição genética (síndrome de Ehlers-Danlos, síndrome de Marfan). Os doentes relatam a incapacidade de fechar a boca após uma abertura ampla e que o fecho da boca só pode ser conseguido com uma manobra mandibular específica efectuada pelo médico[2].

O exame é positivo para boca aberta, posição protrusa da mandíbula e posição lateral para o lado contralateral se unilateral.

**Tipos de deslocação**

- Luxação anterior - O côndilo desloca-se anteriormente à eminência articular.
- Variante anterolateral.
- Variante posterior - A cabeça do côndilo é deslocada posteriormente à sua posição habitual, normalmente associada a uma fratura da base do crânio ou da parede anterior do meato ósseo.
- Deslocação lateral - Tipo 1, subluxação lateral, e tipo 2, uma deslocação completa do côndilo se for forçado lateralmente e superiormente à fossa temporal.

- Luxação superior - Luxação na fossa craniana média, associada a fratura da fossa glenoide.

Quando este diagnóstico tem de ser confirmado, os exames de TC ou RMN revelam que o côndilo está anterior à eminência articular com o doente a tentar fechar a boca[2].

# CAPÍTULO 6 : TERAPIA COM TALAS OCLUSAIS NAS PERTURBAÇÕES TEMPOROMANDIBULARES

## Introdução

A articulação temporomandibular (ATM) forma uma articulação entre a mandíbula e a base do crânio. As perturbações da articulação temporomandibular (DTM) apresentam-se normalmente como estalidos, dor, rangidos na articulação da mandíbula com dificuldade de funcionamento. Estas desordens são por vezes referidas como desordens craniomandibulares (DMC) e são uma das causas mais notórias de dor facial[2].

## Definição

De acordo com o Glossário de Termos de Dentisteria Protética (GPT), 9ª ed., a tala é definida como um dispositivo rígido ou flexível que mantém em posição uma parte deslocada ou móvel. Também é utilizada para manter no lugar e proteger uma parte lesionada.

De acordo com a GPT (9ª ed.), a placa oclusal/dispositivo oclusal é definida como qualquer superfície oclusal artificial amovível que afecte a relação entre a mandíbula e o maxilar, utilizada para diagnóstico ou terapia[2].

## Tipos de talas, utilizações, indicações, contra-indicações e teorias

Existem vários tipos de talas utilizadas para aliviar os sintomas de DTM com várias indicações, contra-indicações e utilizações. As utilizações incluem o diagnóstico antes de qualquer intervenção substancial, a estabilização da oclusão para tratar as DTM, a radioterapia, o posicionamento oclusal correto e a prevenção do desgaste oclusal ou de quaisquer danos nas próteses/restaurações que são de natureza frágil. São designados com base nas suas utilizações, como aparelho oclusal, protetor bucal/mordida, aparelho ortodôntico, tala cirúrgica ou stent. Existem várias teorias com base nas quais as talas oclusais desempenham a sua função em várias DTM.

**Classificação das talas por Okeson**

**Felaxação muscularAparelho de estabilização**

Reduzir a atividade muscular nos casos de mialgia mastigatória e de artralgia da ATM, sobretudo se a dor se agravar ao acordar. Utilizada para proporcionar uma estabilização postural de modo a proteger os músculos, a ATM e os dentes. A tala de relação cêntrica é geralmente utilizada para tratar a hiperatividade muscular em doentes com mioespasmo ou miosite. É utilizada em caso de hábitos parafuncionais[2].

**2. Anterior FepositioningAparelho ortopédico de reposicionamento**

Casos com perturbações discais e sons articulares. Casos com doenças inflamatórias (retrodiscite). Casos com bloqueio intermitente da mandíbula e artralgia da ATM que não respondem a outros tratamentos

**3. Aparelho SoftZresilient-**

Utilizado por atletas como dispositivo de proteção para evitar traumatismos na arcada dentária. Em casos de cerramento e bruxismo. Em alguns casos com sintomas de DTMs (disfunção articular e mialgia) para reduzir os sintomas. Em casos de sinusite crónica para aliviar a sensibilidade dos dentes posteriores

**4. Plano de mordida anteriorZposterior**

O plano de mordida anterior actua através da desoclusão dos dentes posteriores e previne o cerramento durante os hábitos parafuncionais. O plano de mordida posterior é utilizado em casos de perda severa de dimensão vertical. Quando há necessidade de efetuar grandes alterações no reposicionamento anterior da mandíbula. Este aparelho produz uma relação maxilo-mandibular ideal

### 5. Aparelho giratório

O aparelho é utilizado para descarregar a superfície articular da articulação. Utilizado no tratamento dos ruídos articulares e das doenças articulares degenerativas. Utilizado para o tratamento de sintomas relacionados com a osteoartrite das ATMs. Também utilizado para o tratamento de uma luxação discal unilateral aguda sem redução.

### Classificação por Dawson

### 1. Desprogramador muscular ou talas permissivas

Ajuda a desbloquear a oclusão de modo a remover do contacto quaisquer inclinações dentárias desviadas. Ajuda os côndilos a voltarem à sua posição sentada correta em relação cêntrica

### 2. talas diretivas ou talas não permissivas.

Ajuda a posicionar a mandíbula numa relação específica com a maxila, de modo a alinhar os conjuntos côndilo-disco. Utilizado nos problemas articulares dolorosos. Utilizado em casos de traumatismos graves que provocam edema retro-discal e em casos de perturbações crónicas da deslocação dos discos

### 3. Talas pseudo-permissivas.

Por exemplo, talas macias e talas hidrostáticas

Indicado para dores na ATM, dores de cabeça, dores e rigidez no pescoço e nos ombros, dores musculares provocadas pela ortodontia durante o tratamento, diagnósticos diferenciais pré-cirúrgicos, dores pós-cirúrgicas e inflamações.

### Indicações para a tala oclusal

- Modificação do crescimento durante a dentição mista
- Movimentos de inclinação limitados desejados para a malposição de

dentes individuais e expansão da arcada

- No tratamento ortodôntico, para efeitos de retenção
- Como complemento à terapia com aparelhos fixos em ortodontia
- Prevenir/interferir com hábitos oro-faciais anormais
- Distúrbios da ATM
- Fracturas mandibulares em pacientes pediátricos/edêntulos

**Contra-indicações para a tala oclusal**

- Casos com discrepância vertical
- Casos graves de rotação em que são necessários movimentos corporais
- Casos com discrepância esquelética grave
- Casos com apinhamento grave
- Casos com osso muito denso

**Funções da tala oclusal**

Fornecer informações de diagnóstico aos doentes

Relaxa os músculos

Posicionamento/colocação do côndilo em posição estável

posição músculo-esquelética

Em doentes com bruxismo, para proteger os dentes e as estruturas associadas

Para atenuar a propriocepção do ligamento periodontal

Consciência cognitiva

**Várias aplicações da tala oclusal:**

**Perturbações temporomandibulares (DTM)** - Perturbações da deslocação do disco da ATM Artrite da ATM

**Perturbações da dor** - Dores miofasciais, Dores de cabeça/enxaquecas

**Perturbações do sono e motoras** - Apneia do sono, bruxismo do sono, doença de Parkinson, discinesia tardia oral

**Reabilitação oclusal** - Perda de dimensões verticais, desgaste dentário excessivo

**Prevenção de traumas/hábitos anormais**

- Morder a unha ou a bochecha
- Queimadura da comissura labial
- Lesões desportivas
- Bruxismo diurno
- Terapia electroconvulsiva
- Refluxo esofágico
- Sinusite

**Aparelho de estabilização**

(Aparelho de relaxamento muscular/aparelho de estabilização do plano plano/ tala gnatológica/ tala de Michigan/ tala de reposicionamento superior/aparelho de Tanner/aparelho de Fox/aparelho de relação cêntrica)

A tala de estabilização é o aparelho intra-oral mais utilizado, com cobertura total dos dentes e incorpora um esquema oclusal completo com orientação incisal e oclusão de relação cêntrica.

Ajuda a eliminar qualquer interferência posterior e fornece orientação anterior.

Ajuda a obter uma oclusão estável com contactos uniformes dos dentes em toda a arcada maxilar e mandibular. O aparelho de estabilização ajuda na estabilização da articulação, proteção dos dentes e redistribuição das forças oclusais. Ajuda a relaxar os músculos elevadores, diminuindo assim o bruxismo nos pacientes.

O uso do aparelho ajuda a aumentar a consciência do paciente em relação aos hábitos da mandíbula e, assim, altera a posição de repouso da mandíbula para uma posição mais aberta e relaxada[2].

A tala de estabilização proporciona uma oclusão ideal amovível e temporária e pertence à categoria das talas de acrílico duro. A terapia com tala proporciona uma oclusão ideal e ajuda a proporcionar um equilíbrio neuromuscular, reduzindo a atividade muscular anormal. A tala deve ser ajustada corretamente, reequilibrando e aparando de acordo com a posição alterada da mandíbula. Deve haver um contacto uniforme da superfície oclusiva do aparelho com a dentição oposta e ambos os côndilos devem estar na sua posição mais estável para permitir melhores movimentos laterais e protrusivos com orientação incisal[2].

**Duração do uso da tala**

O doente deve ser examinado a intervalos regulares e são necessários ajustes repetidos durante 2-3 meses para que a terapia com a tala seja bem sucedida. Em caso de bruxismo, o uso do aparelho durante a noite é essencial. No caso de para-discite, é aconselhável usar o aparelho durante a maior parte do tempo. Se a dor for de origem miogénica, o uso do aparelho a tempo parcial e durante a noite é muito útil. Em caso de perturbações intra-capsulares, é aconselhável usar o aparelho continuamente. Se a dor aumentar com o uso do aparelho, é aconselhável interromper o uso do aparelho e deve ser feita uma avaliação e correção imediatas. A verificação dos conjuntos côndilo/disco deve ser efectuada para um funcionamento normal na posição mais superior. O mesmo pode ser conseguido provisoriamente através da avaliação das seguintes formas:

1. Pressão bilateral sobre as articulações para testes de carga
2. Auscultação Doppler
3. Teste de aperto, apertando um objeto para separar os dentes

**Aparelho de reposicionamento anterior (ARA)ZAparelho de reposicionamento ortopédico**

Em 1971, Farrar sugeriu um aparelho de reposicionamento anterior que ajuda a mandíbula a atingir uma posição mais anterior à da oclusão cêntrica, numa tentativa de proporcionar uma posição condilar mais favorável na sua fossa. Esta posição ajuda a cabeça do côndilo a obter uma posição mais anterior e inferior que permite que o disco fique em cima da cabeça do côndilo. Ajuda a descarregar a articulação e, assim, aumenta a amplitude de movimento mandibular (ADM), diminui a inflamação na articulação e os sinais e sintomas de perturbação da ATM. Ajuda ainda a cicatrizar os tecidos retro-discais e a recuperar a tração para trás do disco. O aparelho de reposicionamento anterior pode ser aplicado em qualquer arcada, mas de preferência na arcada maxilar. É um aparelho de acrílico duro de arcada completa com uma rampa anterior que engata os dentes anteriores da mandíbula durante o fecho inicial. A mandíbula move-se para a frente quando os dentes mandibulares entram em contacto com a tala durante o encerramento final[2].

O objetivo do tratamento é alterar temporariamente a posição mandibular para devolver a função do complexo côndilo-disco. Uma vez obtida a função normal/ótima, a tala é eliminada gradualmente para que o paciente volte à condição normal. O doente deve usar o aparelho durante a noite e durante o dia, se necessário, dependendo da gravidade dos sintomas para os reduzir. Os aparelhos de reposicionamento devem ser utilizados durante curtos períodos de tempo. Deve ser restringido principalmente para medidas terapêuticas temporárias em pacientes, para controlar desarranjos internos dolorosos sintomáticos. Não deve ser utilizado como medida permanente, pois pode levar a alterações permanentes na oclusão e no grupo de controlo sem qualquer tratamento. Verificaram que a tala de reposicionamento anterior diminui a dor articular durante o repouso e também durante a protrusão e mastigação. A tala oclusal plana, embora diminua a sensibilidade articular, não teve qualquer efeito sobre a sensibilidade muscular e o estalido. Os indivíduos do grupo de controlo apresentaram estalidos com aumento da frequência da sensibilidade muscular. Conti et al. enfatizaram que, se as talas de reposicionamento forem utilizadas parcialmente de forma controlada, serão benéficas na gestão da disfunção intra-articular e da dor sem quaisquer riscos de alterações oclusais irreversíveis .[2]

**Dispositivo SoftZResilient**

Segundo a GPT, a tala mole é um dispositivo resiliente que cobre os dentes maxilares ou mandibulares com o objetivo de evitar traumatismos na dentição ou de atuar como desprogramador. São utilizadas para prevenir o bruxismo e o cerramento dos dentes e também para reduzir os sintomas de disfunção articular ou mialgia. A tala macia é feita de uma folha de polivinil resiliente de 2-4 mm adaptada à arcada maxilar, que normalmente só é usada à noite e geralmente produz um alívio sintomático no prazo de 6 semanas.

As talas macias são menos susceptíveis de provocar alterações significativas na oclusão, o que se verifica ocasionalmente com as talas oclusais duras. O aparelho macio perde a sua resiliência em menos tempo, tornando necessária a sua substituição após 4 a 6 meses de utilização. Estas talas não são capazes de proporcionar um equilíbrio adequado durante os contactos prematuros dos dentes posteriores e podem levar a um aumento do bruxismo nestes casos. Possuem baixa densidade e estrutura amorfa; portanto, são comprimidos ou desgastados antes que os músculos mastigatórios sejam esticados além de seus limites fisiológicos[2].

**Plano de mordida AnteriorZPosterior**

O plano de mordida é um aparelho em forma de ferradura com cobertura palatina e uma mesa oclusal que cobre 6 a 8 dentes anteriores maxilares. O plano de mordida anterior é utilizado para tratar as DTMs através da desoclusão dos dentes posteriores e da prevenção do apertamento durante os hábitos parafuncionais. A desvantagem deste aparelho é que existe a possibilidade de sobre-erupção dos dentes posteriores e de sobrecarga da ATM. Pode haver a possibilidade de mordida aberta anterior devido à intrusão dos dentes anteriores superiores que retêm o aparelho.

O Sistema de Supressão da Tensão de Inibição Trigeminal Nociceptiva (NTI-tss) é um mini aparelho de mordida anterior que envolve 2-4 incisivos superiores. É feito de resina acrílica dura disponível no mercado ou também pode ser fabricado na cadeira. O aparelho tem de ser revestido na boca do doente com resina acrílica auto-polimerizável, enquanto a inserção forma uma plataforma que proporciona contacto com os incisivos mandibulares. Este aparelho é muito eficaz nas DTMs, no bruxismo e no tratamento de cefaleias de tensão e enxaquecas[2].

**Aparelho pivotante (tala de distração)**

A tala pivotante foi defendida por Krough-Poulsen para pacientes com DI e/ou osteoartrite.

É fabricado com resina acrílica dura cobrindo qualquer uma das arcadas com um único contacto oclusal em cada quadrante o mais posterior possível. O aparelho ajuda na distração condilar, o que leva à descarga da articulação e, consequentemente, à redução da pressão intra-articular. A desvantagem do aparelho são as alterações oclusais que resultam em mordida aberta posterior na região do pivô. Sugere-se que, sempre que a tala seja colocada, se envolva uma ligadura elástica à volta do queixo até ao topo da cabeça, para que as forças na articulação possam ser reduzidas

**Talas permissivas (Desprogramadores musculares)**

As talas permissivas ajudam a desbloquear a oclusão de forma a remover o dente desviado que está inclinado em relação ao contacto. Este processo ajuda a eliminar a causa e o efeito da incoordenação muscular e os côndilos voltam à posição sentada em relação cêntrica. As talas permissivas têm dois modelos clássicos :-

1. Talas de contacto do ponto médio anterior 2. Talas de contacto total
Talas de contacto do ponto médio anterior: Exemplos-

Lucia jig, tala de inibição nociceptiva do trigémeo (NTI) e tala B. A tala de contacto total também é conhecida como tala de estabilização. Os exemplos destas talas são as talas de plano plano, de reposicionamento superior, de Tanner, de Shore e de relação in-centric[2].

**Tala não permissiva (talas de diretiva)**

As talas diretivas ajudam a posicionar a mandíbula numa relação específica com a maxila, de modo a alinhar a unidade côndilo-disco. Guiam o côndilo mandibular de um doente com articulações dolorosas para longe da posição de articulação totalmente sentada. O movimento da mandíbula é limitado por rampas ou entalhes na tala não permissiva [32]. Exemplos de talas não permissivas: Aparelho ortótico de reposicionamento mandibular (MORA) e aparelho de reposicionamento anterior (ARA).

**Talas pseudo-permissivas**

As funções das talas macias e das talas hidrostáticas (Aqualizer) são diferentes das talas permissivas e são consideradas como talas pseudo-permissivas. O aparelho baseia-se no conceito de que a posição ideal é obtida pela própria mandíbula e o aparelho não dirige a posição da mandíbula. Lerman desenhou originalmente a tala hidrostática e mais tarde o desenho foi modificado. A tala é mantida sob o lábio superior e as câmaras de fluido são colocadas entre os dentes posteriores mandibulares e maxilares. A tala tem uma câmara de plástico bilateral cheia de água ligada a um aparelho palatino de acrílico. Os dentes posteriores do paciente ocluem com câmaras cheias de água. A desvantagem do aparelho é que pode aumentar o bruxismo devido à perda de equilíbrio do aparelho, levando a contactos prematuros dos dentes posteriores. O Aqualizer é o splint comumente utilizado. Macedo e Mello avaliaram a eficácia da tala hidrostática Aqualizer, da estimulação eléctrica neural transcutânea (TENS) e da estimulação eléctrica neural microcorrente (MENS) no tratamento de pacientes com DTM. Eles encontraram a MENS e as talas hidrostáticas como uma modalidade de tratamento eficaz em DTM do que a TENS[2].

**Mecanismo de ação da terapia com talas oclusais**

A terapia com tala ajuda o paciente a fechar a mandíbula numa nova postura, proporcionando equilíbrio muscular e articular. Evita que o paciente feche na posição máxima de intercuspidação. Ajuda na proteção da ATM, uma vez que os pacientes com bruxismo não cerram os dentes na sua oclusão anormal anterior. A tala oclusal ativa o músculo com a ajuda da propriocepção recebida no ligamento periodontal do sistema nervoso central, o que ajuda a distribuir as forças anormais pelo sistema mastigatório e protege a ATM da sobrecarga mastigatória. A terapia com tala ajuda a relaxar os músculos hiperactivos com contactos oclusais iguais de todos os dentes e desoclusão de todos os dentes posteriores. Isto ajuda a relaxar os músculos elevadores, bem como os músculos de posicionamento.

Quando a unidade côndilo-disco não se encontra na posição fisiológica normal, existe uma sobrecarga da articulação que conduz às DTM. A tala posiciona o côndilo em relação cêntrica e ajuda a gerir as DTM. A tala ajuda a aumentar a dimensão vertical da oclusão, excedendo a distância inter-oclusal fisiológica, o que ajuda a diminuir a hiperatividade dos músculos da mandíbula. A tala tem vantagens psicológicas para os doentes, de acordo com a teoria da consciencialização cognitiva, que os sensibiliza para o tratamento e os ajuda a posicionar corretamente os maxilares[2].

## REFERÊNCIAS

1) Okeson, Jeffrey P (2020). Gestão de distúrbios temporomandibulares e oclusão.

2) Bhargava D, Sharma Y, Gurjar P: Traumatismo da articulação temporomandibular. Distúrbios da articulação temporomandibular.

3) Bhargava D (ed): Springer , Singapura; 2021. 10.1007/978-981-16-27545

4) Chisnoiu AM, Picos AM, Popa S, Chisnoiu PD, Lascu L, Picos A, Chisnoiu R. Factores envolvidos na etiologia das desordens temporomandibulares - uma revisão da literatura. Clujul Med. 2015;88(4):473-8. doi: 10.15386/cjmed-485. Epub 2015 Nov 15. PMID: 26732121; PMCID: PMC4689239.

5) Gauer RL, Semidey MJ. Diagnóstico e tratamento dos distúrbios temporomandibulares. Am Fam Physician. 2015 Mar 15;91(6):378-86. PMID: 25822556.

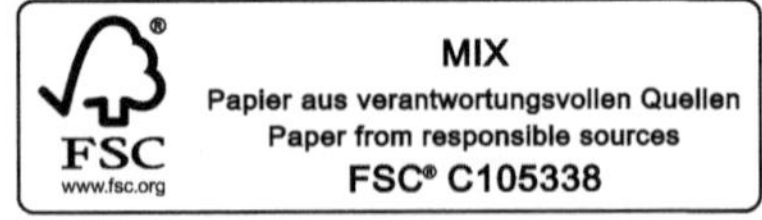


Printed by Books on Demand GmbH, Norderstedt / Germany